AF318433

..U CHOIX DE L'INTERVENTION

DANS LES AFFECTIONS DES

ANNEXES DE L'UTÉRUS

PAR

Le Docteur Pierre CAMESCASSE

Ancien interne des hôpitaux de Paris

———

PARIS

G. STEINHEIL, ÉDITEUR

2, RUE CASIMIR-DELAVIGNE, 2

—

1893

DU CHOIX DE L'INTERVENTION

DANS LES AFFECTIONS DES

ANNEXES DE L'UTÉRUS

Te 101/603

IMPRIMERIE LEMALE ET Cie, HAVRE

DU CHOIX DE L'INTERVENTION

DANS LES AFFECTIONS DES

ANNEXES DE L'UTÉRUS

PAR

Le Docteur Pierre CAMESCASSE

Ancien interne des hôpitaux de Paris

PARIS

G. STEINHEIL, ÉDITEUR

2, RUE CASIMIR-DELAVIGNE, 2

1893

AVANT-PROPOS

Avant d'aborder cette étude qui aurait dû avoir pour titre « *Essai sur le choix du mode d'intervention, dans certaines affections des annexes de l'utérus* », il nous est un devoir doux à remplir : c'est d'exprimer notre gratitude à tous ceux qui ont été nos maîtres depuis le début de nos études médicales.

Que M. le professeur Cornil, M. le professeur Pinard, MM. les Drs Millard, Campenon, Talamon, Déjerine, Routier veuillent bien agréer nos vifs remerciements pour la bienveillance qu'ils nous ont témoignée.

Que M. le professeur Tillaux et M. J. Lucas-Championnière dans les services desquels nous avons débuté comme stagiaire, veuillent bien croire que nous avons gardé un excellent souvenir des trop courts mois où nous avons été leur élève. Auprès de M. Lucas-Championnière, si, trop au début de nos études, nous n'avons pu apprendre l'antisepsie, nous avons du moins appris qu'elle est une des bases de la chirurgie et depuis cette époque nous avons conservé cette croyance telle qu'il l'a mise en nous.

Nous avons fait notre externat auprès de MM. Lécorché et Albert Robin ; nous ne saurions trop les remercier pour les conseils éclairés qu'ils nous ont prodigués, ni pour leur bienveillance de tous les instants.

M. le Dr A. Robin, particulièrement, a acquis des droits à notre éternelle reconnaissance, pour l'appui qu'il nous a fourni chaque fois qu'il en a eu l'occasion. Ça nous a été un véritable chagrin de ne pouvoir profiter de la place d'interne qu'il avait bien voulu nous promettre.

Interne provisoire auprès de M. E. Charpentier, titulaire auprès de M. le Dr Bourneville, nous ne saurions assez les remercier de leur accueil bienveillant et de leur direction.

Que notre maître M. le Dr Félizet, veuille bien recevoir le témoignage de notre respectueuse et reconnaissante affection ; nous avons beaucoup appris auprès de lui ; nous avons eu à nous louer toujours de ses conseils, et, sorti de son service nous avons eu l'occasion de recourir encore à son expérience ; il a bien voulu nous rappeler le but et nous montrer la route.

C'est du fond de notre cœur que nous exprimons à M. le D' Landrieux notre reconnaissance ; c'est avec une profonde émotion que nous nous rappelons l'année où nous avons pu, grâce à lui, acquérir quelques connaissances en gynécologie, et mener à bien des opérations délicates. Aujourd'hui, il est pour nous autant un ami sage et éclairé qu'un maître :

Était-il besoin qu'il nous fît l'honneur de son amitié pour avoir droit à notre entier dévouement ?

Notre dernier maître, M. le D' Péan, sait notre admiration et notre reconnaissance sans bornes. Puissions-nous montrer que ses conseils et son exemple ne sont pas perdus.

Pendant notre internat nous avons eu le bonheur d'être l'élève de MM. Chantemesse, Michaux et Richelot ; qu'ils reçoivent l'assurance de notre gratitude. Que M. Michaux veuille bien croire que nous n'oublierons jamais l'honneur qu'il nous a fait en acceptant à St-Louis notre collaboration. Que M. Richelot veuille bien se rappeler combien nous regrettons de n'avoir passé auprès de lui qu'un temps si court.

Merci encore, et du fond du cœur, à M. Maurice Nicolle qui a été deux ans notre chef de conférence et notre interne, et à notre frère, le D' J. Camescasse, notre premier maître.

DU CHOIX DE L'INTERVENTION

DANS LES AFFECTIONS DES

ANNEXES DE L'UTÉRUS

—~~~✕~~~—

EXPOSÉ DU SUJET

Depuis quelques années l'évolution chirurgicale a marché à grands pas. La laparotomie comme traitement direct des affections tubo-ovariennes, après avoir soulevé de violents orages est entrée dans les mœurs ; elle a régné pendant un temps. Puis une nouvelle opération, l'hystérectomie vaginale ou opération de Péan, est venue à son tour. Très discutée à son apparition, presque rejetée sans examen, elle a comme toute excellente méthode, rencontré de zélés et savants adversaires, mais aussi quelques partisans, un surtout, M. Segond, qui en a fait en quelque sorte une cause personnelle et qui a eu l'honneur de lui faire accorder une large place. Aussi, il est aujourd'hui des laparotomistes, et des hystérectomistes ; cela tient certainement à ce que les deux méthodes en présence sont excellentes et donnent l'une et l'autre de brillants résultats. Mais en résulte-t-il que la laparotomie et l'hystérectomie soient deux méthodes rivales ? Est-il nécessaire que l'une succombe devant l'autre ? Nous ne le pensons pas ; au contraire, croyons-nous, chacune a ses indications, souvent même très précises.

Notre but dans ce travail, n'est pas de rechercher les indications et contre-indications de l'intervention chirurgicale dans les affections des trompes et des ovaires englobées dans des termes trop compréhensifs d'ovaro-salpingites, oophoro-salpingites, annexites, etc. Voici le problème que nous nous sommes posé:

Une malade est atteinte d'une affection ovaro-salpingienne ; les moyens de conservation ont été tentés tous sans résultat, la malade réclame une intervention, ou bien la gravité de la situation empêche de temporiser. Quelle doit être la conduite du chirurgien ?

Ce cas est le plus fréquent, celui qu'on retrouve chaque jour au lit des malades, celui qui doit nécessairement inquiéter le plus le praticien qui n'a pu se faire une opinion « de visu », parce que celui-ci reste indécis entre les excellents arguments fournis par les défenseurs de l'une et l'autre méthode.

La solution, nous semble-t-il, doit être recherchée de la manière suivante :

1° Jusqu'à quel point peut-on préciser le diagnostic des affections qui nous occupent?

2° En présence d'un diagnostic précis, a-t-on des indications également précises en faveur de l'une et de l'autre méthode ?

3° Dans les cas où le diagnostic reste indécis, existe-t-il néanmoins de semblables indications.

Dans notre chapitre du diagnostic appliqué, nous établissons qu'il y a des indications de certitude, les unes en faveur de la laparotomie, les autres en faveur de l'hystérectomie. Ces indications de certitude découlent entièrement de l'exploration directe de la malade; l'étude des voies et moyens de cette exploration, ainsi que ses résultats, précède donc immédiatement le diagnostic appliqué. Nous les avons classés ainsi : vue (spéculum compris), toucher et palper, ponction exploratrice, laparotomie exploratrice.

Mais dans la réalité clinique, il existe d'autres renseignements dont il faut savoir tenir compte dans certains cas, qu'il faut savoir rejeter dans d'autres cas. Les commémoratifs doivent être appréciés de très près, et il est tel d'entre eux qui exige une étude pathologique complète, soit pour recevoir une valeur plus grande, soit pour être diminué ; il en est ainsi du rôle de la blennorrhagie qui mérite d'être accru, tandis que celui de l'état puerpéral doit être sinon amoindri, du moins modifié ; dans le détail il en est ainsi de l'unilatéralité de l'hématocèle masquant la bilatéralité de la lésion causale.

Cette étude pathologique formerait un volume, s'il ne nous avait été permis de la réduire de deux façons : 1° en étudiant d'un seul coup les symptômes communs ; 2° en traitant d'un seul coup aussi la marche de chacune des affections qui nous occupent.

Chemin faisant, j'ai exposé les difficultés que j'ai rencontrées quand j'ai voulu appuyer sur des statistiques impersonnelles les idées que je défends. Un chapitre accessoire est destiné à éliminer différents procédés d'intervention.

CHAPITRE PREMIER

Des différents procédés d'intervention qui ont été proposés comme traitement chirurgical des annexites.

Je n'ouvre ce court chapitre, qui aurait dû être fort long, que pour renvoyer à l'ouvrage de M. Macquart Moulin. Le rapport qu'il fait avec tant de soins de tout ce qui a été écrit sur ce sujet, ne saurait être repris par moi, et il a su fixer si exactement l'état actuel de cette partie de chirurgie gynécologique, que son œuvre fera date.

Je ne rappellerai donc que pour mémoire le *cathétérisme des trompes* proposé par Franckenhaüser, la *voie sacrée* bien inutile en la matière, l'intervention de l'*électricité* réduite (après quelles dangereuses tentatives!) à sa plus simple expression, le galvano-cautère, la *voie rectale* définitivement abandonnée (pour ne pas en dire pis).

Plus longuement je devrais retenir la *laparotomie sous-péritonéale* de M. Picqué, l'*opération de Parro*, le *débridement vaginal* de M. Laroyenne, et le *débridement vulvaire* de M. Chaput. Toutes ces opérations peuvent avoir leurs indications et peuvent être parfois de véritable nécessité; mais elles n'ont pas encore été employées assez souvent pour que les maîtres eux-mêmes aient eu le temps de les juger; à plus forte raison je dois m'abstenir.

Opération de nécessité aussi, mais bien connue celle-là comme précaire en ses résultats, est l'*incision par la paroi abdominale des abcès pelviens*. J'en dirai autant de la ponction, suivie ou non de drainage, par la paroi abdominale. La saillie d'une tumeur fluctuante sous la peau peut laisser des doutes, et un opérateur très prudent, pourra placer un trocard pour servir le conducteur à son bistouri, *quand il sera forcé de borner momentanément son intervention à l'ouverture de l'abcès*.

Avant de m'étendre longuement sur d'autres modes opératoires, que je retiens à un autre titre, je devrais placer ici l'étude des moyens dits *conservateurs*, qui comprennent le traitement médical proprement dit et l'usage de ces véritables procédés chirurgicaux qu'on appelle la dilatation, le curettage et le drainage de l'utérus. Mais ils méritent une telle attention, ils ont fourni tant de considérations lors des discussions récentes, que j'en ferai l'objet d'un paragraphe spécial.

CURETTAGE ET DRAINAGE. — « L'enkystement des exsudats salpin-
« giens, disait M. Doléris à la Société de biologie en 1888, n'est
« pas la marche et la terminaison habituelle des pelvi-péritonites »,
qu'il distingue d'ailleurs entre elles, « et il faut bien dire que cette
« affection s'éteint le plus souvent dans la plupart des lésions orga-
« niques élémentaires qui la constituent, avec le traitement antiphlo-
« gistique bien entendu et suffisamment prolongé. De cet ensemble,
« *métrite blennorrhagique, salpingite, ovarite, pelvi-péritonite,*
« il ne reste, même dans les formes cliniques les plus caractéristiques,
« après une ou deux récidives aux époques menstruelles les plus rap-
« prochées du début, qu'un état morbide insignifiant, compatible
« avec un état de santé très suffisant. Seule la stérilité est à re-
« douter .... »

Le traitement antiphlogistique dont il est question consiste dans le curettage et le drainage de la cavité utérine. Ce traitement n'a pas eu, depuis 1888, la fortune que permettait d'espérer le passage ci-dessus, et il m'a été permis de me rendre compte de ses résultats.

Au cours de l'année 1891, j'ai eu l'honneur de pratiquer à Lariboi-
sière, grâce à la haute bienveillance de mon maître, M. le Dr Landrieux, un nombre assez considérable de curettages suivis ou non de drai-
nage. Les succès immédiats m'avaient beaucoup frappé, mais peu à peu j'ai dû faire des utérus curettés deux classes : ceux qui saignaient restaient guéris de leurs hémorrhagies ; de ceux qui suppuraient, beaucoup ne tardaient pas à revenir avec leurs lésions annexielles. Et, fatiguées du curettage, du séjour au lit prolongé et répété, de malheureuses malades vinrent demander à l'interne en chirurgie d'obtenir du bistouri du maître de Saint-Louis, la guérison que n'avait pu leur don-
ner l'interne en gynécologie (1), malgré l'exceptionnelle bienveillance de son chef de Lariboisière.

(1) Rappelons que par une tradition fidèlement conservée, les services de gynécologie sont classés encore en médecine.

CHAPITRE II

Symptômes fonctionnels des lésions annexielles.

Sous peine de nombreuses redites, il me paraît impossible d'adopter ici la division habituelle des symptômes, en signes fonctionnels et signes physiques. Pour cette raison j'ai adopté, bien qu'il puisse sembler arbitraire, l'ordre suivant :

Considérations sur le début de la maladie; elles seront abrégées autant en raison de l'exposé des antécédents fait dans les chapitres ultérieurs, qu'à cause de l'étude des poussées aiguës qui trouve sa place plus loin et montre que ces poussées aiguës constituent fréquemment le *début apparent* des lésions annexielles.

Exposition de la plupart des signes classés par M. Pozzi sous le nom de *syndrome utérin.*

Modification de quelques-uns de ces signes dans le cas particulier des annexites.

Quelques symptômes fonctionnels moins souvent liés à ces affections.

Symptomatologie générale des poussées aiguës.

Les renseignements fournis par les divers modes d'exploration feront l'objet d'un chapitre spécial, qui se place après l'étude de la marche et de l'avenir des malades, parce qu'ils fournissent en réalité les éléments du diagnostic.

§ 1. — Début.

« Il est assez difficile de déterminer chez une femme qui souffre « depuis longtemps dans le bas-ventre, le moment précis où les « annexes ont été envahies par l'inflammation, et les différences indi- « viduelles sont, à ce point de vue, très grandes.

« Cependant, d'une *façon schématique*, on peut assigner aux
« accidents du début un mode aigu et un mode insidieux..............
« Entre ces deux modes de début, lent et insidieux, il est, on le conçoit,
« de nombreux intermédiaires ». C'est ainsi que M. Segond (1)
expose la variabilité du début des annexites. Lors même que des accidents brusques, inquiétants, menaçants pour l'existence de la malade
semblent fixer une date certaine, comme cela arrive sous forme de
fièvre puerpérale, peu après un accouchement ou un avortement, il
n'est pas impossible par une enquête soigneuse, comme j'essayerai
de le démontrer, de découvrir des traces d'infection (et leur explication par une gonorrhée maritale) antérieures à cet accident soi-disant
initial.

C'est d'ailleurs ce qu'on retrouve à chacune des étapes de l'inflammation des organes génitaux de la femme, et cette illusion de début
brusque qui créa jadis la pelvi-péritonite par excès de coït, devra
être rappelée à chaque instant. Au delà de la salpingo-ovarite, on
retrouve les mêmes faits; c'est l'opinion d'ailleurs des maîtres en la
matière; je n'en veux citer que les passages suivants empruntés à
MM. Bouilly et Pozzi :

« Mais dans l'immense majorité des cas, la *pelvi-péritonite* n'est
« qu'un épisode des affections de la trompe ou de l'ovaire, et son
« histoire ne peut guère en être cliniquement distraite. Dans ses
« formes bénignes, elle répond aux poussées légères qui aggravent
« momentanément les symptômes d'une salpingite catarrhale ou
« interstitielle; dans ses formes subaiguës ou chroniques, elle fait
« presque à elle seule toute la symptomatologie des ovaires polykys-
« tiques (péri-ovarite); dans les formes graves, suppurées, elle n'est
« le plus souvent qu'un cas particulier, et une complication de la
« pyo-salpingite ou de la pyo-ovarite (2) ».

« La périmétro-salpingite suppurée présente deux types cliniques
« différents. L'un correspond aux phases ultimes de la pelvi-péritonite
« des auteurs, comme la salpingite et le pyo-salpinx correspondent
« aux premières phases : c'est l'abcès *pelvien* (3).................

(1) *Traité de chirurgie*, t. VIII, p. 553.
(2) *Manuel de Path. ext.*, t. IV, p. 497.
(3) Pozzi. *Traité de Gynécologie.*

Et quelques lignes plus haut :

« Tel est le premier degré de l'inflammation autour de l'utérus et de
« ses annexes, il (métro-salpingite séreuse) correspond dans l'im-
« mense majorité des cas à un type clinique très défini, celui des
« poussées aiguës éphémères dans les inflammations de trompes. »

Quand j'aurai ajouté la note suivante du même auteur (*loc. cit.* bas
de la page) :

« Ces collections séreuses peuvent suppurer et constituent alors
« des poches adventices, autour des annexes malades, où celles-ci
« sont parfois entièrement dissimulées; ce sont ces lésions qu'on a
« décrites depuis Bernutz sous le nom de pelvi-péritonite », je me
croirai en droit de conclure que, dans son parcours du col de l'utérus
(*sinon du vagin*) jusqu'au *grand péritoine*, l'inflammation de l'appareil génital de la femme suit généralement une marche lentement
progressive, et que ce sont des accidents péritonéaux plus ou moins
intenses, *mais toujours secondaires*, qu'on décrit sous le nom de
début brusque.

Conclusion. — *L'inflammation des annexes paraît donc généralement une maladie à début insidieux, tant que le péritoine
annexiel n'est pas atteint.*

Le début brusque réel appartient à des modes d'infection particuliers, à des origines infectieuses spéciales, et ne s'observe que dans
un nombre de cas relativement restreint.

§ 2. Syndrome utérin

Nous comprenons ici les sensations douloureuses locales et irra-
diées, les troubles digestifs, les troubles de la miction, les troubles
nerveux, l'état général et la stérilité, distrayant du tableau de
M. Pozzi, les modifications des règles et les pertes blanches ou autres
qui méritent une place à part.

Douleur. — La forme élémentaire de la douleur est la connaissance
par la femme atteinte, de l'existence de ses organes génitaux internes;
sentir son utérus est comme *sentir son estomac*, un phénomène
morbide.

C.   2

Cette sensation est pour la salpingite, comme pour la métrite, des plus variables ; depuis la notion indiquée plus haut, depuis la simple *pesanteur à l'anus*, jusqu'à la gêne au moindre mouvement, à la moindre compression, gêne qui fait prendre à la patiente une attitude demi-fléchie, caractéristique (de la douleur et non de la lésion).

La douleur, d'ailleurs peut manquer presque complètement, et être si bien négligée, masquée par d'autres phénomènes, que le diagnostic en est rendu difficile ; comme aussi elle peut aller jusqu'à imposer *l'immobilité complète* constituant ainsi une *véritable infirmité*

Elle siège, même en l'absence de lésions annexielles réelles, au niveau de ces annexes, et peut être réveillée là par le palper, par le toucher. C'est un caractère négatif important (1).

Autant en raison des résultats, au moins douteux, du traitement des grandes névralgies ovariennes par l'ovariectomie, qu'en raison de l'apparation de ces névralgies chez des femmes qui avaient antérieurement subi la double castration tubo-ovarienne, le symptôme douleur, douleur ovarienne même précise mais sans lésions perceptibles, ne devra donc pas être considérée comme une indication opératoire.

---

(1) *Bulletin médical* 1893, p. 50. — Fréquence des symptômes locaux dans les déviations utérines.

M. Herman a lu, à l'*Obstretical Society* de Londres un mémoire sur la fréquence des symptômes locaux dans les déviations utérines.

Ce travail est basé sur 407 observations. M. Herman a trouvé des douleurs chez les neuf dixièmes de ses malades atteintes de rétroversion de l'utérus. Certaines se plaignaient de douleurs dans le dos, d'autres dans la région sacrée. Quelques-unes accusaient des sensations de descente et des douleurs dans la région ovarienne, surtout à gauche. D'autres, très peu nombreuses, avaient des douleurs dans la partie inférieure de l'abdomen, chez quelques-unes enfin les troubles de la marche étaient très accentués. La défécation était souvent pénible ; cela était dû à une constipation exagérée ou à quelque lésion du rectum.

La leucorrhée n'est pas plus commune chez les personnes atteintes de rétroversion que chez les personnes ne présentant pas de déplacement utérin.

M. Handfield Jones fait remarquer qu'il importe non seulement de constater le déplacement de l'utérus, mais encore de se rendre compte de l'état de l'organe. Quant l'utérus est enflammé, il est douloureux, surtout au moment de la défécation et du coït. Parfois les douleurs qu'accusent des malades atteintes de déviation sont uniquement dues aux ovaires enflammés et prolabés.

M. Gervis estime que les rétroflexions et rétroversions de l'utérus s'accompagnent généralement de descente de l'utérus, et, quand celle-ci existe, c'est à elle qu'il faut attribuer les phénomènes douloureux observés.

De plus, il est à remarquer que les douleurs se montrent plus volontiers quand le canal cervical est oblitéré ; quand il est libre il n'y a généralement pas de douleurs.

Outre la localisation dans la fosse iliaque (point ovarien), on reconnaît à la douleur les formes cliniques suivantes : localisation au niveau des aines, de l'articulation sacro iliaque, des lombes, du coccyx (coccygodynie), névralgies iléo-lombaires, obturatrice, crurale.

L'effet du *molimen cataménial* sur cette douleur est des plus variables :

Augmentation chez la plupart des malades, diminution chez quelques-unes ; c'est avant, pendant, après ou seulement en dehors de cette époque qu'elle apparaît chez un certain nombre ; toutefois, il faut dire que chez une même femme, c'est généralement suivant le même mode, à l'intensité près, que se reproduisent les accidents lors de chaque menstrues.

Les autres modifications de la douleur, semblant être plus directement en rapport avec l'existence des lésions annexielles, seront étudiées au chapitre suivant.

Troubles digestifs. — Pour une grande partie, ces troubles semblent être des manifestations réflexes.

Quelques-uns sont liés à l'état congestif entretenu par *les maladies des femmes* dans le petit bassin ; d'autres sont directement en rapport avec les lésions même des annexes et seront étudiés plus loin.

L'estomac semble être le siège de prédilection des accidents réflexes d'origine utérine et péri-utérine. Il ne faut pas cependant oublier qu'il peut y avoir simple coïncidence ; et aussi un rapport de cause à effet des plus imprévus que je rapporte ici parce que je l'ai relevé plusieurs fois (1). Sous prétexte de se donner des forces, de lutter contre l'affaiblissement général causé par des lésions de l'appareil génital, ces deux malades absorbaient sous forme de préparations soi-disant toniques, en particulier sous forme de vin de quinquina, une quantité relativement grande d'alcool à jeun et à coup sûr plus que n'en prend un homme qui boit son vermouth deux fois par jour.

Le résultat de cette thérapeutique, poursuivie avec une régularité aussi scrupuleuse que dispendieuse (2), résultat facilité peut être par la prédisposition spéciale *des utérines*, était absolument caractéristique.

(1) Je donne comme exemple les observations nᵒˢ 6 et 3.

(2) Une de ces femmes absorbait ainsi un litre de vin de quinquina tous les dix jours.

La preuve en fut que, mises au régime de l'eau, ces malheureuses virent disparaître tous leurs accidents digestifs. Pour leur utérus il fallut, bien entendu, autre chose.

Quoi qu'il en soit, les auteurs rangent comme accidents secondaires aux lésions génitales de la femme, la *dyspepsie flatulente avec éructations, état nauséeux* allant jusqu'aux vomissements; *la gastralgie* sous toutes ses formes, *lourdeur, gêne, brûlure,* etc.; *la dilatation de l'estomac* elle-même pourrait avoir cette origine; enfin la *constipation* habituelle, qui peut être due dans certains cas à ce que la malade évite d'aller à le selle parce que l'acte de défécation provoque des accès douloureux.

Si souvent la constipation est une manifestation liée aux autres troubles digestifs, il ne faut pas oublier qu'elle peut être produite, presque mécaniquement, par un utérus trop lourd ou dévié, même en dehors des lésions annexielles.

M. Terrillon a insisté sur le *ballonnement du ventre* dont il donne une explication anatomique pour certains cas, mais qui peut aussi être lié à la parésie de l'intestin qui se laisse dilater par des gaz. Ce ballonnement remarquable souvent chez des sujets maigres, est parfois une des choses qui les gênent le plus.

Troubles de la miction. — Ils peuvent exister ou manquer dans toutes les maladies de l'appareil génital de la femme, quand ils sont d'origine réflexe.

Sans parler de l'uréthrite, affection spéciale malgré ses connexions bien établies, ils peuvent prendre des formes spéciales secondaires à l'action de contact ou de voisinage d'un utérus malade. Les adhérences des annexites doivent les modifier, mais je n'ai pas d'indications à ce sujet.

Comme appartenant au syndrome utérin, je citerai : la *cystalgie* sans modification dans la qualité des urines; la *dysurie;* la *pollakiurie* douloureuse ou non; une sensation persistante de *cuisson.*

Phénomènes nerveux. — D'une explication bien difficile quand ils sont de l'ordre des déviations, *manifestations hystériques,* ce sont au contraire des faits possibles à prévoir quand ils apparaissent sous forme d'épuisement, de *neurasthénie, d'asthénie.*

Nous ne les décrirons pas ici par le détail, cela nous entraînerait trop loin.

Nous retiendrons seulement les *palpitations* avec *angoisse* et tendances syncopales ; la *toux utérine* signalée par Aran (1) étudiée par Müller (2) élève de M. Pozzi, et un autre phénomène intéressant, *l'altération du caractère* sur laquelle insiste M. Terrillon.

L'altération du caractère est-elle une manifestation nerveuse proprement dite, ou bien est-elle liée aux troubles de l'état général ? c'est là une question difficile à résoudre.

Quoi qu'il en soit, produit par les souffrances, l'isolement, l'immobilité, l'idée qu'il faudra se faire opérer un jour, cet état particulièrement intéressant, cause de gêne, de troubles perpétuels peut aller jusqu'à pousser la patiente à réclamer une intervention radicale immédiate « parce qu'il faut que cela finisse une bonne fois ».

LA STÉRILITÉ n'est pas toujours étrangère aux manifestations précédentes.

Elle est liée à chacune des affections qui nous occupent par les lésions mêmes : milieu dans lequel les spermatozoaïres ne peuvent vivre, obstacles matériels sur leur parcours, implantation impossible de l'œuf s'il est quand même fécondé, ou bien encore arrêt de son développement, etc...

ÉTAT GÉNÉRAL. — Quoiqu'on ait l'habitude de décrire un *facies utérin*, tous les auteurs reconnaissent que rien n'est plus variable, plus inconstant que le retentissement des lésions utérines sur la santé générale. Même quand des troubles digestifs intenses dominent le tableau, l'apparence de la santé peut-être conservée, et est généralement conservée tant que n'interviennent pas la nécessité de travailler et la misère. Selon leur état social donc les malades prendront de l'embonpoint par le repos, ou perdront à cause de leurs souffrances celui qu'elles pouvaient avoir.

Cependant il n'est pas rare, d'observer de petits accès fébriles desquels M. Terrillon décrit une forme rémittente un peu spéciale, et qu'on attribue généralement à la résorption de matières putrides au niveau des foyers de suppuration.

(1) *Maladies de l'utérus,* cité par Pozzi.
(2) Thèse, Paris, 1887.

Tel serait le tableau désigné, avec M. Pozzi, sous le nom désormais classique de syndrome utérin. Il ne contient aucun signe pathognomonique, pas même la douleur qui peut-être aussi exactement localisée dans l'ovarie, et aussi intense dans les grandes *névralgies pelviennes*.

Aucun signe n'est nécessaire, mais tous peuvent exister. Leur ensemble forme bien une unité clinique, qu'on doit connaître pour ne pas être trompé par le symptôme isolé qui a le plus frappé l'attention de la malade.

Avec toutes les nuances, tous les degrés imaginables dans leur valeur relative, ces symptômes ont été observés plus ou moins fréquemment dans toutes les affections de l'utérus et de ses annexes depuis le plus léger déplacement jusqu'au néoplasme le plus grave.

Le syndrome utérin peut accompagner aussi bien un petit kyste de l'ovaire, qu'une vaste suppuration annexielle enkystée; un ulcère du col quelconque, qu'une tuberculose génitale. Les détails peuvent en être discutés, sans qu'on puisse rien enlever de la réalité du tout.

Mais, au point de vue des annexites le syndrome utérin ne présente-t-il pas quelques nuances, quelques modifications particulières ? Ne s'y ajoute-t-il pas quelques signes nouveaux ? et n'est-il pas d'autres signes entraînant le diagnostic d'une autre affection, cause ou complication dont il faudra tenir compte pour choisir le *mode d'intervention ?*

Je crois qu'à ces trois questions on peut répondre affirmativement, même avant d'aborder l'étude des signes physiques qui sont fournis par les différents modes d'exploration.

Ce qui va suivre n'est qu'une esquisse, que le dépouillement des statistiques publiées ne permet pas encore de mener à bien. La perfection exigera une étude clinique, vérifiée par l'anatomie pathologique, œuvre de longue haleine qui dépasse les limites d'un travail inaugural.

§ 3. — Modifications du syndrome utérin dans les annexites.

DOULEUR. — C'est dans le cas particulier des annexites, surtout quand il y a du pus, que la douleur réveillée par le moindre mouvement, la moindre compression, le moindre ébranlement du corps, fait à elle seule de la malade une *infirme* immobilisée continuellement sur son lit ou sur sa chaise longue.

Si la pression exercée au niveau de la fosse iliaque provoque un mouvement de *défense caractéristique* en raison de la sensibilité *exquise* de la région, le coït provoque, comme le toucher vaginal, cette même douleur.

COLIQUES SALPINGIENNES. — Il est parfaitement démontré (observation de M. Routier) qu'il existe des collections salpingiennes qu'on peut évacuer dans l'utérus par la simple pression, mais rien n'est plus douteux que l'existence des coliques salpingiennes. Ces douleurs intermittentes qui cessent quand un flot de mucosités (1) plus ou moins sanglantes ou purulentes, fait issue dans le vagin, ont été constatés, en effet, dans des cas où la métrite seule pouvait être incriminée. Ce n'est donc qu'en raison de leur nom que nous les avons placées ici.

TROUBLES DIGESTIFS. — M. Terrillon (2) attribue aux adhérences épiploïques, la dureté, la consistance de la paroi abdominale dans les annexites.

Ce phénomène, qui serait exactement une contracture réflexe des muscles est comparé par lui à l'immobilisation spontanée d'une articulation malade par la contracture des muscles voisins.

Il signale également (3) une *colique cæcale* spéciale, due aussi à des adhérences, qui se produit trois heures environ après le repas, avec apparition d'une tuméfaction gazeuse notable au niveau de la fosse iliaque droite.

Des accidents assez semblables peuvent se produire au niveau de l'S iliaque et du rectum. Les conséquences en peuvent être fort graves, mais souvent tout se borne à une constipation opiniâtre, avec selles douloureuses qui vont quelquefois jusqu'au ténesme anal.

Les troubles de l'estomac pourraient dans quelques cas aller jusqu'aux vomissements incoercibles.

En ce qui concerne les annexites, les *troubles de la miction* et la *stérilité*, ne prêtent que je sache à aucune considération particulière,

(1) TERRILLON. *Loc. cit.*, p. 50.
(2) TERRILLON. *Loc. cit.*, p. 10-11.
(3) *Loc. cit.*, p. 37.

ainsi d'ailleurs que l'ensemble des *phénomènes nerveux*. Dans une note (1) M. Pozzi rappelle un épiphénomène curieux des lésions pelviennes ; M. Potain (2) a signalé que de simples fluxions ou irritations ovariennes et péri-ovariennes peuvent par action réflexe retentir sur les plèvres. Lasne, thèse, Paris, 1887.

L'état général des malades, est surtout ici modifié par la situation sociale ou, plus exactement, par la possibilité ou l'impossibilité du repos. La fatigue, la misère, la suppuration des lésions, les poussées aiguës répétées, conduisent les malades à un état de cachexie qui peut se terminer par la mort. Je devrais dire qui se terminait autrefois, car un élément est intervenu en effet, qui a modifié cette terminaison : l'ablation des parties malades, opération de plus en plus bénigne.

Directement, c'est aux annexites suppurées qu'appartiennent l'élévation de la température, les accès fébriles du soir et de la nuit.

Mais je ne peux pas quitter cette question de l'état général sans rappeler qu'il n'est pas rare de voir, immobilisées d'ailleurs sur leur lit de *repos*, des femmes atteintes de lésions utérines graves, avec nombreux foyers purulents qui jouissent en apparence de la meilleure santé et acquièrent dans ces circonstances un embonpoint qu'elles n'avaient jamais eu.

§ 4. — Phénomènes utérins qui ne sont pas directement liés aux annexites.

Sous ce titre je place :

> *Les catarrhes utérins;*
> *Les ménorrhagies;*
> *Les métrorrhagies;*
> *L'aménorrhée et la dysménorrhée.*

Les catarrhes utérins sont souvent englobés sous les noms impropres de leucorrhée ou pertes blanches, mais à tort, puisque ces excréta, outre le sang, comprennent les mucosités sanguinolentes, purulentes jaunes ou verdâtres, le pus véritable, et enfin les sécrétions transparentes qui n'ont d'anormal que leur abondance.

(1) *Loc. cit.*, note, p. 687.
(2) *Ass. française pour l'av. des sc.* Rouen, 1883.

Dans toutes leurs nuances, les catarrhes utérins sont le fait de la métrite, sous réserve des faits rares mais très réels d'évacuations intermittentes par la voie utérine de collections tubaires. Dans tous les autres cas, le retentissement de l'annexite sur la sécrétion utérine s'est borné, autant de fois qu'il m'a été donné de le vérifier, à une légère exagération de l'humidité normale dont le mécanisme est vraisemblablement un état congestif permanent.

Toutes les observations personnelles que je rapporte présentent des renseignements au sujet de ces catarrhes.

Aménorrhée, ménorrhagies et métrorrhagies. — « Les pertes « de sang, dit M. Segond (1), revêtent dans les lésions des annexes « un caractère de fréquence et d'abondance tout particulier. Les « règles reviennent tous les quinze ou vingt jours et durent parfois « jusqu'à huit jours, laissant les malades très affaiblies ».

Cette description explique bien l'emploi indistinct des termes « ménorrhagie » et « métrorrhagie » par les différents auteurs. Mais cette variabilité dans les mots n'est pas le seul point à relever dans le présent chapitre; les opinions sur le fond varient en effet du tout au tout, et je crois pouvoir présenter ici mes impressions personnelles.

Tandis que M. J. Lucas-Championnière insistait à la Société de chirurgie sur l'absence de troubles menstruels au cours des annexites, tandis que M. Bouilly se borne à n'en pas parler, M. Pozzi (2) les considère, avec M. Terrillon (3), comme manquant rarement.

Dans le détail, M. Terrillon insiste sur les hémorrhagies rebelles, M. Pozzi sur l'aménorrhée qui alternerait avec les ménorrhagies.

D'une façon générale, il m'a semblé que les annexites ne se compliquaient ni de ménorrhagie, ni de métrorrhagie. En effet, toutes les fois que j'ai pu procéder à Lariboisière comme à Saint-Louis, à un interrogatoire détaillé des malades qui présentaient l'un de ces symptômes, j'ai rencontré cet antécédent commun; accouchement ou fausse-couche; ceci bien entendu en dehors des néoplasies utérines, fibromes, polypes, cysto-fibromes et cancers.

Il arrive parfois qu'on rencontre une seule ménorrhagie qui termine une période d'aménorrhée plus ou moins prolongée, mais tous les

(1) *Loc. cit.*, p. 556.
(2) *Loc. cit.*, p. 656 et 631.
(3) *Loc. cit.*, p. 19.

auteurs sont d'accord sur l'interprétation de ces faits dès que la femme n'est pas vierge.

Quoi qu'il en soit, j'ai pu classer les quelques observations personnelles qu'on trouvera plus loin en deux séries : les malades n'ont pas eu d'hémorrhagie dans les n⁰ˢ 1, 2, 6, 10 et 12; les malades ont eu des hémorrhagies attribuables à une ou plusieurs grossesses antérieures menées plus ou moins loin dans les n⁰ˢ 3, 7, 8, 13, 14, 15. Toutes les fois que le curettage a été tenté, il a amené la disparition du sypmtôme.

Il est bien entendu que cette explication ne s'étend pas à l'aménorrhée qui est vraisemblablement fonction des lésions avancées de l'ovaire, quoique nous ne puissions fournir de statistique à ce sujet.

Les observations 1 à 15 tendent cependant à établir que ce n'est pas là un symptôme fréquent des annexites, puisque j'ai pu noter expressément son absence.

Il semble cependant que les hémorrhagies utérines soient un symptôme constant des ovarites des maladies infectieuses générales (obs. 24 et 25).

La dysménorrhée elle-même appartient-elle au tableau symptomatique des annexites? Si on prend soin d'écarter les recrudescences de la douleur préexistante, véritables poussées inflammatoires aiguës qui coïncident avec le molimen cataménial, mais sont liées à la congestion péri-utérine et non à l'écoulement sanguin, qui ne constituent en aucune façon la colique utérine, on pourra considérer que la dysménorrhée fonction des atrésies et des déviations utérines, n'est pas fonction des lésions annexielles.

Conclusion. — Les écoulements utérins, non plus que les troubles des règles ne paraissent pas liés aux lésions des annexes, mais bien à quelque complication.

§ 5. — Poussées aiguës.

Ce syndrome appartient le plus souvent, mais non toujours, aux lésions inflammatoires des annexes et les auteurs ne sont pas loin d'être d'accord sur sa signification anatomique constante, *lésions inflammatoires du péritoine pelvien.*

Voici la description sommaire du phénomène clinique, soit à l'occa-

sion d'une fatigue exagérée, d'un effort, d'une secousse, soit après un
accouchement, un avortement, une exploration ou une intervention
chirurgicale, après un seul coït ou après un excès de rapports sexuels,
soit à l'époque de ses règles, soit sans cause appréciable, la femme
est prise d'une douleur vive dans le bas-ventre, avec malaise général,
avec ou sans frisson plus ou moins intense ; l'élévation de la température, quand elle existe, ne dépasse pas 1 1/2 ou 2 degrés.

Les moindres mouvements deviennent douloureux, la malade est
forcée de s'aliter ; la face se tire, les yeux s'encavent ; il s'établit un
état nauséeux et souvent il survient des vomissements verdâtres. Le
plus léger attouchement de l'abdomen arrache des cris douloureux,
la malade ne cesse de se plaindre. L'impossibilité absolue d'examiner
la région malade, autant parfois que le manque de renseignements,
rendent le diagnostic fort délicat.

La moindre erreur consistera à dire péritonite ; je dis la moindre
parce qu'il s'agit en réalité de l'inflammation du péritoine.

Dans les cas les plus graves, la péritonite se généralisera, et bientôt
la malade succombera : c'est ce qui se passe à la suite de l'accouchement, ou de l'avortement dans la forme péritonitique de la fièvre
puerpérale, que l'infection soit d'origine actuelle, malpropreté des
accoucheurs ou des choses qui servent aux accouchées, ou bien que
l'accouchement soit seulement la cause occasionnelle de l'irruption
d'une petite quantité de liquide septique préexistant dans le péritoine ;
la première cause tend à disparaître, et avec elle les autres formes de
la fièvre puerpérale proprement dite : infection de l'utérus qui gagne
les ligaments larges par les lymphatiques ou les veines, septicémie
et pyohémie.

Dans les cas les plus bénins, il s'agit de la péri-métro-salpingite
séreuse de M. Pozzi, péri-salpingite et péri-ovarite de Delbet, qui
aboutit momentanément à la formation de quelques noyaux d'œdème
inflammatoire ; qui semblera guérir en quelques jours mais qui laisse
derrière elle des adhérences variables avec toutes leurs conséquences,
variables elles aussi : obstacle à l'évolution des vésicules de Graaf, si
elles enserrent l'ovaire (Delbet), ces adhérences selon leur localisation,
la septicité de la région, et d'autres causes peut-être, deviendront l'origine de suppurations ovariennes, d'ovarites corticales (Cornil et
Terrillon), de scléroses de l'ovaire, et particulièrement de sa dégéné-

rescence scléro-kystique ; obstacle aux fonctions de la trompe, ces adhérences produiront indirectement aux prochaines règles la rétention de l'ovule dans la trompe ou sa chute dans l'un des culs-de-sac péritonéaux avec des sorts divers selon les sujets : petites hématocèles, grandes collections sanguines, reflux du sang utérin.

Par leurs rétractions elles produiraient encore les déviations utérines, sans que le mécanisme en soit clairement établi d'ailleurs.

Ces adhérences, ces néo-membranes, pourront enfin, à la suite d'un tiraillement quelconque, d'une poussée congestive, causer des hémorrhagies légères, dites hématocèles ou même hématomes néo-membraneux (Bernutz), et l'acte hémorrhagique constituera une poussée aiguë douloureuse, mais non fébrile, qui durera trois ou quatre jours.

Dans les cas moyens la poussée aiguée constituera la véritable pelvi-péritonite (Bouilly), l'abcès pelvien (Pozzi), qui s'enkystera et constituera une nouvelle cause de troubles pelviens; qui, enkysté, pourra voir se superposer à lui d'autres abcès enkystés constituant ainsi ces poches purulentes multiples souvent observées aux cours d'interventions chirurgicales. Dans ce cas la crise dure de 8-15 jours à un mois et plus, et se juge par le repos prolongé.

Telles sont les voies et moyens les plus fréquents de ces poussées aiguës quand elles ont pour cause le gonocoque, agent direct ou indirect des suppurations pelviennes. C'est là un résumé incomplet de la théorie d'infection par continuité de surface. Mais il existe une autre théorie, l'infection par les lymphatiques.

L'histoire de l'extension de l'inflammation d'origine utérine par cette voie ne se borne, ni à la fièvre puerpérale dont je parlais tout à l'heure, ni au phlegmon du ligament large. Il semble que l'ovaire puisse être ainsi lésé directement, ce qui expliquerait certains abcès de son parenchyme, dont l'origine superficielle a été contestée. N'ayant en aucune façon qualité pour prendre parti dans ce débat, je me bornerai à rappeler que cette suppuration du parenchyme peut être d'origine péritonéale : Les adhérences superficielles (1) ayant emprisonné des éléments septiques qui infecteront à l'occasion une vésicule de Graaf en voie d'évolution, produiront ainsi un abcès pro-

---

(1) Le gonocoque peut habiter les trompes sans altérer en apparence leur épithélium, ce qui permet d'expliquer l'existence de lésions péritonéales (néo-membranes) alors que la trompe paraît saine ou a repris son aspect normal.

fond en apparence, mais en réalité séparé de la surface seulement par du tissu plus ou moins fibreux.

Devions-nous placer ici cette longue énumération ? nous l'avons cru parce que la multiplicité des formes, des moyens, des processus est en rapport avec la multiplicité des causes occasionnelles et des interprétations des *poussées aiguës*, en rapport surtout avec les différences énormes qu'on remarque dans le nombre total, la fréquence et l'importance de ses crises suivant les malades.

Telle femme, à dix années d'intervalle, en a eu deux ; telle autre, dix ou vingt par an pendant plusieurs années ; telle autre encore s'alite à chacune de ses époques menstruelles ; d'autres enfin portant un pyo-salpinx ont pu, paraît-il, mener à bien une grossesse, et accoucher sans avoir éprouvé un moment de malaise.

En résumé, les poussées fébriles légères avec symptômes de péritonisme, ou de péritonite partielle, sont un effet des affections annexielles ; elles ne dénoncent pas directement l'existence de l'affection, mais bien d'une véritable complication qui est l'inflammation partielle, limitée, atténuée du péritoine, lésions inflammatoires cependant et pouvant suppurer.

Quand une poussée aiguë, même à la suite d'un accouchement (fièvre puerpérale légère) ou d'un avortement, semble être le début de l'affection, deux hypothèses devront être examinées : ou bien il s'agit d'une annexite jusque-là ignorée qui se révèle et pour laquelle l'accident actuel ne devra pas faire date (1).

Ou bien il s'agira d'un processus lymphangitique, et l'on assistera au développement d'un phlegmon de la gaine hypogastrique (Delbet), d'un phlegmon du ligament large, d'une ovarite, etc.

Malheureusement au lit de la malade rien dans les symptômes et la marche de ses crises n'a été relevé jusqu'ici qui permette de faire un diagnostic précoce, diagnostic qui peut être empêché d'ailleurs par l'impossibilité de rechercher les signes dus au toucher et au palper en raison de l'acuité de la douleur quand la malade est éveillée.

On doit de plus essayer d'attendre une amélioration spontanée pour pratiquer l'exploration dans la crainte de provoquer une péritonite

(1) DELBET. (*Des suppurations pelviennes*, p. 106), établit que sur 350 observations de salpingites, une seule fois on n'a pas trouvé de lésions péritonéales pour expliquer les poussées aiguës.

mortelle par rupture d'une cloison trop faible qui enkyste peut-être seule une collection purulente en activité. — Le chirurgien peut alors se trouver fort embarrassé. Le chloroforme, d'une utilité incontestable dans ces cas, ne fait pas, en effet, que l'examen direct soit exempt de danger.

Mais là n'est pas la seule cause d'erreur : les poussées aiguës répétées et bénignes des salpingites peuvent être confondues avec les accidents fébriles irrégulièrement intermittents ou avec les poussées douloureuses de la métrite chronique (1) ; survenant à la fin des règles elles se confondent, jusqu'à ce que le repos permette le toucher, avec la paramétrite (Pozzi) (2) des déviations utérines, sans qu'il soit possible d'interpréter les faits pour peu qu'il existe des adhérences (3).

Rappellerai-je qu'un petit kyste de l'ovaire, un fibrome utérin, etc, peuvent présenter des accidents semblables avant de conclure qu'en dehors des renseignements fournis par les différents moyens d'exploration, *il n'existe aucun signe rationnel permettant d'affirmer une lésion inflammatoire des annexes.*

(1) Ces accidents (non la confusion) sont décrits par Pozzi. *Traité de gynécologie,* p. 189-191.

(2) Même réserve, p. 170-461.

(3) Delbet. (*Traité de chirurgie,* t. VIII, p. 511), dit qu'il n'a jamais vu ces adhérences à l'autopsie sans que les annexes fussent en même temps plus ou moins altérées.

CHAPITRE III

Étiologie, pathogénie, marche et terminaison.

Les études sur l'anatomie pathologique des lésions péri-utérines ont été poussées à un tel point, grâce à la multiplicité des occasions de pratiquer sur des pièces d'origine chirurgicale des examens à toutes les périodes de l'évolution de ces affections; il a été fait tant d'observations complémentaires au cours des laparotomies qu'un exposé raisonné de leur marche doit se reporter presque exclusivement à ces notions précieuses.

Il en est ainsi de chacune de ces lésions non seulement dans sa période d'état, mais encore à l'heure du début comme à celle de la terminaison.

Sans compter en effet, les renseignements fournis par les autopsies, trop longtemps mal interprétés, les anatomo-pathologistes ont reçu des laparotomistes des pièces intéressantes comprenant, outre la lésion principale directement visée, ici une lésion naissante, et là une lésion spontanément guérie ou considérée comme telle.

C'était une première raison pour manquer à l'ordre habituel. Une autre raison analogue à la précédente, c'est qu'au delà de la cause commune la plus fréquente, l'infection *utéro-vaginale*, ces affections prises une à une peuvent être tour à tour cause ou effet de l'antécédente et de la suivante.

Si donc je voulais étudier de chacune l'*étiologie*, la *marche* et la *terminaison (complications comprises)* je m'exposerais à des redites incessantes, à des renvois tellement nombreux que je perdrais forcément de vue le but que je vise, c'est-à-dire la recherche de ce qu'il faut faire pour le bien de la malade.

L'ordre que j'adopte n'est cependant pas naturel. Les lésions annexielles ne peuvent être classées en échelons qu'on aborde l'un après l'autre; elles sont liées en un réseau compliqué d'anastomoses dans tous les sens, qu'on ne pourrait parcourir d'un seul trait. Voici le classement artificiel et les motifs qui me le font adopter.

A. — 1° Les petits *kystes* de l'ovaire, du ligament large, les kystes hydatiques, et les tumeurs proprement dites de l'ovaire; 2° les petits fibromes de l'utérus; 3° la tuberculose génitale

dont la pathogénie et l'étiologie ne seront que très incomplètement esquissées, tandis que leur marche nous arrêtera un instant, car c'est d'elle qu'ils tirent leur seul caractère diagnostic pour ainsi dire. Je noterai aussi les cas où ils peuvent engendrer directement des lésions annexielles.

Toutes choses examinées d'abord pour qu'elles soient *faits acquis* par la suite.

B. — Les *grossesses extra-utérines* et *hématocèles pelviennes*. Liées l'une à l'autre par une étroite parenté, elles sont de plus alternativement cause et effet des autres annexites, mais représentent un mode d'évolution (complications) un peu spécial et distinct de ce qui va suivre.

C. — Les *phlegmons du ligament large*, distincts par leur origine, maladie en voie de disparition, puisqu'elle est l'effet, le plus souvent, de l'asepsie du passé.

D. — L'*ovarite* isolée, et sa parenté au point de vue de la pathogénie, la *salpingite pariétale*; parentes du phlegmon, elles ont en outre quelques origines spéciales au point de vue clinique.

Comme les lésions précédentes, je les classe sous le nom de lésions dues à l'*infection commune*, dénomination provisoire, actuelle de la strepto-staphylococcose.

E. — Lésions dues au gonocoque : 1° la *salpingite*; 2° les *lésions du péritoine pelvien*. Celles-ci considérées tant au point de vue de leur genèse, irritation quelconque des organes de la région, que de leurs conséquences.

A. — Kystes, Fibromes, Tuberculose génitale.

1° PETITS KYSTES DE L'OVAIRE, DERMOÏDES ET SÉREUX, PETITS KYSTES DE L'ORGANE DE ROSENMULLER ET DU PAROVAIRE. — *Leur* pathogénie a été l'objet de travaux si nombreux, si importants, que leur seule énumération tiendrait plus de place qu'il ne nous est permis d'en employer pour ce point qui ne touche que très peu le fond de notre essai.

Retenons qu'ils se développent aux dépens des organes sus-indiqués, de préférence pendant l'âge génital de la femme, mais que cela est loin d'être une règle absolue ; les kystes dermoïdes notamment sont fréquemment l'attribut des sujets jeunes.

Mais tandis que les collections séreuses développées aux dépens des vestiges du corps de Wolff (portion urinaire ou parovaire, portion génitale ou organe de Rosenmüller) sont à proprement parler des affections bénignes, qui n'ont d'autre inconvénient que leur présence et la place qu'elles occupent au détriment des organes voisins, il semble de plus en plus que les kystes de l'ovaire, ou kystes du ligament large développés aux dépens d'ovaires supplémentaires, soient des productions :

1° A malignité atténuée, kystes uni ou pauci-loculaires.

2° A malignité de plus en plus accusée, kystes multiloculaires végétants, kystes mixtes de Poupinel (1), kystes mucoïdes de Terrier.

3° Et enfin à malignité extrême, cancers de l'ovaire à généralisation rapide.

Le diagnostic clinique des formes moyennes est au début fort difficile et expose à négliger une production maligne qu'il y a tout intérêt à enlever rapidement.

L'ascite qui compliquera les tumeurs malignes de l'ovaire manque en effet dans les formes bénignes, et presque toujours au début. Il en est de même de la cachexie spéciale, et du facies ovarien. *D'où cette indication opératoire « ponctionner avant d'ouvrir le ventre », en présence d'une tumeur fluctuante peu volumineuse de la région, et à marche lente, toutes les fois qu'on ne sera pas certain de la localisation ovarienne ; enlever au contraire au plus tôt dès que l'origine ovarienne est confirmée.*

Cette dernière indication peut d'ailleurs résulter de la marche de l'affection ; développement rapide, mais régulièrement progressif d'une tumeur ovarienne signifie tumeur maligne qui est susceptible de se généraliser rapidement et qui devra en conséquence être enlevée rapidement.

S'il se produit des poussées fébriles au cours de l'évolution d'un

(1) *Archives de physiologie*, 1877, p. 295 et suiv.

C.

3

kyste ovarien c'est qu'il est accompagné d'une lésion inflammatoire de la nature de laquelle dépendra le mode d'intervention.

Je citerai les combinaisons : Kyste de l'ovaire et pyosalpinx, et salpingite, et tubo-ovarite (obs. 7, 12), et pelvi-péritonite, etc.

Dans ces cas, il s'agit de coïncidences. En effet, seules dès le début les tumeurs malignes de l'ovaire semblent provoquer la formation d'exsudats péritonéaux, qui ne jouent alors qu'un rôle accessoire, autant au point de vue de la symptomatologie que des indications thérapeutiques.

Les tumeurs malignes de l'ovaire ont été étudiées dans la thèse de Verquez (1888), et ne se rattachent que très peu à notre sujet ; les indications opératoires ont été précisées récemment par M. le professeur Duret au congrès de Bruxelles (1892), qui établit un tableau symptomatique très net et définitivement caractéristique (*Bulletin méd.*, 1892, n° 78).

Les kystes hydatiques de cette région peuvent simuler toutes les collections enkystées non inflammatoires de même siège. Leur étiologie n'a rien de particulier à la région ; le diagnostic ne sera fait le plus souvent qu'en présence du liquide caractéristique.

On peut dire d'eux qu'il faut simplement savoir qu'ils peuvent exister là comme ailleurs, et d'ailleurs coexister avec d'autres lésions quelconques.

2° FIBROMES. — Les fibromes de l'utérus en général, et dès leurs débuts se compliquent de lésions secondaires (1) importantes à retenir; ce sont : les lésions de la muqueuse utérine, endo-métrite fongueuse (Campe) (2), hyperplasique (Wyder) (3); les lésions inflammatoires des trompes (Uter) (4); les lésions des ovaires (Bulins) (5).

Affections de la vie génitale de la femme, exclusivement, les fibromes se développent généralement lentement, et présentent deux

(1) UTER dit même, que la métrite fongueuse est la cause de la production des fibromes.

(2) *Zeitschr. f. Geb. und Gyn.*, 1881, p. 331.

(3) *Arch. f. Gyn.*, 1887, p. 33.

(4) *Centr. f. Gyn.*, 1891, p. 689.

(5) *Verhandl. des Gyn. Kongresses zu Bonn*, 1891. Cités par DELBET, *Traité de chir.*, t. VIII, p. 125.

symptômes importants : les métrorrhagies et le développement de l'utérus (grossesse fibreuse de Guyon). Mais ces deux signes manquent souvent dans la variété dite fibromes sous-péritonéaux, celle qui précisément présente le diagnostic le plus difficile par sa situation, par les douleurs, les troubles des fonctions des organes voisins qu'elle détermine, les manifestations inflammatoires (pyo-salpinx, hémo-salpinx (Pozzi), exsudats péritonéaux avec toutes leurs conséquences) qui lui appartiendraient de préférence aux autres variétés. Ce diagnostic est d'autant plus difficile que la métrite qui accompagne les petites tumeurs, est souvent plus intense que celle qui est provoquée par les grosses (Cornil) (1).

Mais ce sont là des cas exceptionnels pour lesquels il y aura lieu de vérifier désormais et les dates et l'origine réelle des complications suppuratives ou simplement inflammatoires. Il n'est nullement établi que ce ne soit pas quelque infection surajoutée qui ait produit ces accidents, facilités peut-être par le fibrome préexistant. A moins que le fibrome ne soit parfois une lésion secondaire à l'infection.

3° TUBERCULOSE DES ANNEXES. — C'est la forme la plus fréquente de la tuberculose génitale de la femme. Elle est fréquemment secondaire à une autre localisation de la maladie ; et l'on a pu discuter, sans d'ailleurs pouvoir conclure, sur le mode pathogénique ; infection métastatique, infection primitive ou secondaire; autrement dit le bacille est-il venu par la voie sanguine, ou bien la malade a-t-elle infecté son canal génital au contact de ses doigts, de ses linges préalablement souillés.

Elle peut être primitive, dans des proportions qui varient suivant les auteurs de 3 0/0 (Schramm) (2) à 17 0/0 (Frerichs) (3), (Mosler) (4) en chiffres ronds. Ce fait a été contesté, mais M. Cornil a démontré qu'on pouvait produire la tuberculose de l'utérus en introduisant des détritus tuberculeux dans le vagin (5); ce qui établit que le sperme d'un individu atteint lui-même de tuberculose génitale peut infecter une femme saine. Il n'est pas encore établi au contraire que le sperme

(1) Cité par DELBET. *Traité de chirurg.*, p. 123.
(2) SCHRAMM. Zur Kenntniss der Eileitertuberculose. *Arch. f. Gyn.*, 1882, p. 416.
(3) FRERICHS. *Beitr. z. Lehre*, Marbourg, 1882.
(4) MOSLER. *Die tuberc.*, dissert. inaugurale, Breslau, 1883.
(5) Cité par DELBET. *Traité de chirurgie*, t. VIII, p. 411.

d'un homme atteint d'une autre tuberculose (pulmonaire par exemple) soit infectieux; et cette question ne saurait que très difficilement être éclairée, même par le fait le plus probant d'un phtisique (pour suivre l'exemple choisi) sans lésions génitales, contaminant l'utérus de sa femme, en raison de l'intervention possible et non *vérifiable* d'un agent de transport intermédiaire, linge de toilette, doigt, etc.

La tuberculose génitale présente ceci de particulier qu'elle n'est pas ordinairement caractérisée par l'analyse microbiologique, c'est encore l'histologie qui fait foi pour la détermination de la nature des lésions [1]. Cette disparition du microbe, qui fut l'agent primitif et principal de l'infection, est un caractère commun aux salpingites tuberculeuses et aux salpingites gonorrhéiques. Ce n'est pas le seul rapprochement auquel prête la bactériologie de ces lésions : il semble en effet établi d'autre part que le gonocoque et le bacille de Koch trouvent dans une grossesse intercurrente une circonstance favorable à leur développement, à leur prolifération active, et que leur présence simultanée soit également propice à l'un et à l'autre.

La lésion de la salpingite tuberculeuse la plus fréquente est le pyo-salpinx. L'ovaire ne semble être atteint qu'après la trompe, ainsi que le péritoine pelvien. En dehors des lésions tuberculeuses proprement dites on peut trouver autour des annexites tuberculeuses toutes les lésions inflammatoires secondaires des autres annexites.

Le diagnostic exact ne peut être fait qu'après l'ablation, en dehors des cas rares de lésions tuberculeuses visibles de la vulve et du vagin. L'état général de la femme, la marche des grosses lésions tubercu-leuses qu'elle porte d'ailleurs, régleront bien souvent seuls la conduite du chirurgien. Dans les cas rares où une salpingite tuberculeuse primitive serait soupçonnée, par exemple, après confrontation des deux sujets, cette probabilité pourrait être l'indication d'une inter-vention plus rapide et plus complète.

B. — Hématocèle. Grossesse ectopique.

La *grossesse ectopique*, en général, la forme tubaire en particu-lier, est un accident lié le plus souvent à quelque lésion antérieure de l'ovaire, de la trompe, du ligament large, du péritoine pelvien, qui

[1] POZZI. *Loc. cit.*, p. 833.

trouble mécaniquement l'évolution de l'ovule fécondé. Ce fait peut ne pas être constant, mais il est souvent facile à déduire de la lecture des observations détaillées. Je n'ai pas pu en établir la fréquence même en compulsant les observations rapportées par les auteurs les plus récents, et notamment les soixante-neuf observations réunies par mon collègue W. Binaud (thèse de Paris, 1892); trop souvent, on ne trouve aucun renseignement sur ce point, et je n'ai rapporté ici les observations 16, 17, 18, 19, qu'à titre d'exemples.

Il faut remarquer toutefois que les lésions de l'ovaire et de la trompe doivent être telles qu'elles permettent, dans l'ovaire l'achèvement de l'évolution des follicules de Graaf, dans la trompe la circulation des spermatozoaires. Les lésions du péritoine pelvien peuvent être des plus variables : brides, adhérences, abcès, hématocèle antérieure, peut-être même cicatrices consécutives à l'ablation des annexes de l'autre côté. Un petit *fibrome* de l'utérus, un kyste de l'ovaire, peuvent être causes prochaines de la grossesse extra-utérine en modifiant les rapports des organes, en comprimant l'oviducte, etc.

L'hématocèle pelvienne est dans une proportion considérable mais encore indéterminée (1), le fait de la déchirure du kyste fœtal au cours de la grossesse ectopique. Ce serait là une raison suffisante de joindre l'étude de ces deux entités morbides en un seul chapitre dans le présent résumé, s'il n'était une autre raison : c'est que comme la grossesse ectopique, l'hématocèle suppose le plus souvent une lésion antérieure du péritoine pelvien (2). C'est donc à tort, qu'au point de vue opératoire, on se base sur l'unilatéralité de l'hématocèle. Il semblerait plus exact de prendre en considération la lésion initiale, simple ou double suivant son origine, ou suivant les cas.

Sur ce point il faudrait multiplier les citations outre mesure, mais je ne le peux pas faire. Je me bornerai donc à emprunter à mon collègue Binaud, les deux passages suivants (3) :

« Un premier fait des plus intéressants à noter, c'est la grande fréquence de l'unilatéralité (?) des lésions. Dans beaucoup d'observations, les annexes qui ne sont pas le siège du kyste fœtal ont l'apparence saine, ou du moins, *les lésions qu'elles présentent sont beau-*

(1) WILLIAM BINAUD. *Loc. cit.*

(2) DELBET. *Suppur. pelv.*

(3) La thèse de M. BINAUD, *Hématocèles pelviennes*, date de quelques mois, et représente par conséquent l'état de la question.

coup moins avancées ; dans certains cas le ligament large du côté sain contraste par son peu de vascularité avec celui du côté opposé. »

Si les faits sont bien ceux que résument ici Binaud, la conclusion générale ne semble pas être l'unilatéralité des lésions. Quelques lignes plus loin le même auteur dit ceci :

« Il est intéressant de signaler ici la possibilité d'une grossesse tubaire récidivante. A la séance du 10 mai 1878 de la Société obstétrique et gynécologique de Berlin, Veit a présenté une trompe gravide provenant d'une malade à qui il avait fait une ablation d'annexes pour la même cause, et à ce propos, il fit remarquer que sur 12 cas de grossesse extra-utérine tubaire il avait observé trois fois la récidive du côté opposé. »

L'état de vascularité du ligament large ne peut avoir d'autre portée que celle-ci : au cours d'une grossesse tubaire, les vaisseaux maternels afférents au placenta subissent un développement énorme, comme les vaisseaux afférents au placenta d'une grossesse normale. Le contraste entre l'état des deux côtés devrait même faire hésiter dans l'appréciation de l'état du côté qui paraît sain, au moment de l'examen de visu. Le terme de comparaison est faussé, et doit être tenu comme suspect ; les lésions dues au développement du fœtus et de ses annexes sont, on le comprend facilement, tellement prépondérantes qu'elles masquent tout. Comment interpréter d'ailleurs ces récidives de grossesses tubaires : la cicatrice de la première intervention qui, par des tiraillements, changerait les rapports des annexes laissées en place, doit être une cause exceptionnelle, puisqu'il n'y a pas proportion entre les grossesses tubaires après intervention pour première grossesse tubaire, et les grossesses tubaires après ablation unilatérale des annexes pour une cause quelconque.

N'est-ce pas plutôt à l'explication suivante qu'il faut avoir recours. Généralement les lésions des annexes qui préparent une grossesse tubaire sont bilatérales, et s'il parait en être autrement c'est que la condition même de ces grossesses est *la persistance de la perméabilité de l'oviducte* : c'est-à-dire qu'il ne peut être question que de lésions légères, des lésions graves entrainant l'infécondité, la stérilité, caractère habituel des salpingites (1).

(1) Il faut entendre ici stérilité après la constitution des lésions. Une femme peut avoir eu, avant la constitution de son annexite, plusieurs enfants et ne doit pas moins être considérée comme devenue stérile.

Cette prise en considération des lésions antérieures est encore imposée quand on passe de la grossesse tubaire à l'hématocèle.

Les expériences de Vulpian et Laborde reprises par Poncet (1) ont établi en effet que le sang épanché dans le péritoine sain était rapidement résorbé, et le fait a été vérifié au cours de nombreuses laparotomies.

J'ajouterai qu'il semble résulter de la lecture des observations précitées que les hématocèles proprement dites sont souvent enkystées par des pseudo-membranes préexistantes, qui évitent dans quelques cas que l'hématocèle ne devienne une *hémorrhagie interne*.

L'observation n° 17, empruntée à W. Binaud, est un bel exemple de ce fait. Il y a d'abord hématocèle, puis hémorrhagie quand l'hématocèle est rompue par le développement de la grossesse ectopique.

Quand il n'y a pas enkystement, ce n'est que par suite de la communauté de mécanisme qu'on peut donner au mot hématocèle cette signification trop compréhensive adoptée par Barnes, *hématocèle cataclysmique* pour hémorrhagie péritonéale.

Il est vrai que le même processus inflammatoire qui pourra dans d'autres circonstance amener la suppuration de la collection sanguine, peut produire (inflammation atténuée) l'enkystement du sang épanché, dans une poche limitée en haut par les anses intestinales et l'épiploon agglutinés et même par la paroi abdominale. La poche qui peut contenir alors plusieurs litres de sang ne mérite le nom d'hématocèle que de seconde main ; mais tous les degrés existent de l'hématocèle pelvienne proprement dite à l'hémorrhagie foudroyante qui fait croire à un empoisonnement et provoque ces recherches médico-légales auxquelles nous devons de précieuses connaissances en la matière.

Cette notion de l'enkystement mériterait donc au point de vue de la pathogénie une double étude, enkystement préexistant, enkystement secondaire ; étude qui, tout autant que la seule notion enkystement en général, peut avoir des conséquences importantes au point de vue du choix de l'intervention. A priori je crois qu'on ne peut conclure avec W. Binaud (2) que « c'est la mort précipitée de la femme qui

<hr>

(1) Thèse d'agrégation, 1873.

(2) *Loc. cit.*, p. 12. — Pages 16-19, etc., mon collègue revient avec beaucoup de soins sur cette question primordiale de l'enkystement, sans faire ressortir ce qu'il pense de l'état antérieur des annexes, quoiqu'il en dise un mot pages 21 et 25.

est cause de l'absence d'enkystement » sans faire cette réserve qu'il est question d'un enkystement secondaire. Car, sauf à faire la part de l'importance des vaisseaux lésés et de la partie du placenta décollée lors de la déchirure, on pourrait dire souvent que c'est l'absence seule d'enkystement qui a permis l'hémorrhagie mortelle.

Il existe une variété intéressante d'*hématocèle* dite *extra-périto-néale* qu'on pourrait peut-être appeler hématome du ligament large. On en voit un exemple dans l'obs. 16 où l'accident est dû à la rupture de la trompe (grossesse tubaire) dans le méso-salpinx. La cavité ainsi formée n'a pas pu résister longtemps, et une seconde déchirure dans le Douglas a donné lieu à une hématocèle proprement dite. Des travaux de Huguier, Poncet, Tripier, il résulte que cet hématome peut avoir pour origine la rupture d'une veine du plexus utéro-ovarien dans le cas de varicocèle, et qu'alors l'accident siège de préférence du côté gauche.

L'hypothèse de Bernutz, hématome intra-néoligamenteux, dans les cas de pachy-pelvi-péritonite hémorrhagique (Virchow) est avec la notion du reflux (Bernutz, A. Guérin) ou de l'écoulement rétrograde (1) du sang cataménial, tout ce qui subsiste des nombreuses théories émises pour expliquer la formation des hématocèles. Telle est au moins, au dire de W. Binaud l'opinion professée par M. le professeur Duplay.

Il est un point de cette pathogénie habituelle des hématocèles qui doit nous arrêter encore, point pour lequel nous empruntons à M. Delbet (2) l'exposé qui va suivre.

L'auteur parle, il est vrai, du mode de rupture de la trompe en ce qui est des hydro, hémato et pyo-salpinx ; mais par une extension, que je crois avec Binaud (3) très justifiée, ses réflexions s'appliquent très exactement à la trompe gravide :

« (A propos de la rupture expérimentale). »

Cette rupture se produit assez aisément lorsqu'on injecte un liquide chaud, gélatine ou suif, qui altère la paroi ; tandis qu'il faut un effort considérable. . . . .

(1) Une récente communication de M. Terrier, à la *Société de chirurgie* semble établir la réalité de l'hémorrhagie de la muqueuse tubaire au moment des règles. *Bull. méd.*, 1893, n° 18.

(2) DELBET. *Suppur. pelv.*, p. 72 et suiv.

(3) Thèse, p. 33.

(A propos de l'hémato-salpinx).

..... Mais supposons que le sang vienne d'une artériole assez volumineuse, il ne pourra jamais dépasser ni même atteindre la pression qu'on trouve dans les grosses artères, 12 à 15 centim. de mercure, *et cette pression est insuffisante pour amener l'éclatement de la trompe.* . . . .

Par quels mécanismes se produisent donc les ruptures des salpingites dans le péritoine? Il y en a deux, qui peuvent s'associer l'un à l'autre. Ce sont les altérations de la paroi et les adhérences. . . . . .

. . . .

Cette intervention du processus inflammatoire a d'ailleurs été bien mise en valeur par Kaltenbach (1) pour les grossesses tubaires elles-mêmes. Et je n'ai relevé ceci qu'au point de vue de la connexion déjà signalée entre la grossesse ectopique, et les lésions annexielles préexistantes (obs. 17 et 19).

L'étiologie des hématocèles comprend les causes suivantes : développement du kyste fœtal, violence extérieure, effort pour soulever un objet élevé, menstrues, excès vénériens peut-être en ce qui est des hématocèles secondaires à la rupture d'un kyste fœtal. Les deux premières causes agissant mécaniquement, soit par augmentation de tension, soit plutôt par tiraillements, tandis que les deux autres agiraient par la congestion des organes malades.

Les règles, la suppression des règles plus exactement, a été mise en cause pour la production des hématocèles non gravidiques. Ainsi agiraient les refroidissements, les émotions vives, le coït au moment de l'indisposition mensuelle. Mais s'il est admissible qu'un simple spasme utérin puisse déterminer le reflux du sang dans le péritoine à l'exemple de l'imperméabilité congénitale du vagin, du col, etc., il faut ici encore admettre l'existence fréquente d'une lésion préexistante, déviation de la trompe, pelvi-péritonite, etc.; cette lésion d'ailleurs n'est pas nécessairement inflammatoire et c'est dans ces circonstances sans doute qu'on observe la résorption complète du sang épanché par le péritoine sain.

De l'évolution d'une grossesse ectopique que je considère donc comme une *lésion des annexes* dans la plupart des cas, puisqu'elle

(1) KALTENBACH. Zur Pathogenese den Tubenruptur. *Zeitsch. f. Geb. und Gyn.,* XVI, 2.

est résultat, complication, des unes et cause immédiate des autres, je retiendrai, outre l'hématocèle, le cas de la mort sur place de l'œuf sans accidents apparents, pour cette seule raison que le kyste ainsi formé peut simuler d'autres affections annexielles (1).

Quant à la suppuration du kyste fœtal ou hématique, elle est secondaire à l'infection antécédente le plus souvent ; elle s'annoncera par des poussées fébriles, avec douleurs locales plus ou moins vives, et les dangers, comme les lésions appartiennent au chapitre de la pelvipéritonite.

Notons cependant qu'une jolie observation de Binaud, semble établir l'intervention possible du bacterium coli comme agent de la suppuration d'une hématocèle (2). Cas exceptionnel d'ailleurs.

L'hémorrhagie intra-péritonéale, rapide, foudroyante, complication d'autant plus redoutable qu'on ne peut l'annoncer, justifie toujours l'intervention chirurgicale quand on a pu diagnostiquer une grossesse extra-utérine, soit isolée, soit à l'occasion de l'hématocèle intercurrente. Si une hématocèle survient lors de signes de grossesse déjà établis, on devra s'assurer de l'état de l'utérus, et je crois qu'on est autorisé à intervenir sur ces seuls éléments.

Outre le danger indiqué de l'hémorrhagie mortelle, ne devra-t-on pas, en effet, redouter toujours la suppuration. Ce danger qui est quelquefois annoncé par des accidents inflammatoires connus, est en outre à craindre dans la presque totalité des cas puisque la grossesse ectopique, comme l'hématocèle sont généralement dues à des lésions de même nature quoique moins retentissantes. Ainsi s'expliquent d'ailleurs, et presque toujours facilement, les cas de suppuration dits spontanés.

L'observation 19 empruntée à Binaud, est un exemple remarquable de ce fait.

Il est un dernier point sur lequel je dois m'arrêter un instant avant de quitter l'hématocèle : il semble que certaines des poussées aiguës observées au cours des annexites, et en particulier les crises douloureuses athermiques survenant au moment du molimen cataménial quand elles ne sont pas liées à de simples processus congestifs,

(1) L'évolution au delà de quelques semaines, la grosse tumeur, etc., ne saurait entrer dans les limites que je me suis tracées.

(2) Thèse citée: observ. L

peuvent répondre au substratum anatomique hématocèle sous ses formes les plus réduites, l'hématome intra-néo-membraneux et l'écoulement de la petite quantité de sang excrété par la muqueuse de l'oviducte.

C. — Suppurations pelviennes dues à l'infection commune.

Paramétrite. Phlegmon du ligament large, Abcès de l'ovaire, Abcès intra-pariétaux des trompes. — Si une affection fut jamais fréquemment observée à la période post-puerpérale, ce fut certes le phlegmon du ligament large, objet de travaux aussi savants que nombreux, de discussions passionnées. Frarier établit, d'un effort retentissant, l'origine puerpérale de ce phlegmon.

Mais la phlébite de Dance, Bernutz, Frarier, Hervieux, disparut pour ainsi dire du monde des réalités, peu de temps après que mon maître, M. le Dr Lucas-Championnière, eut établi que ce phlegmon était une lymphangite.

Cette lymphangite disparaît à son tour, depuis que M. le professeur Cornil en a établi le mode intime, c'est-à-dire le passage du streptocoque, à l'exclusion des autres agents pyogènes, à travers la muqueuse utérine. Mais elle ne disparaît qu'à cause des moyens antiseptiques employés pour prévenir ou pour combattre.

Il est réellement peu d'affections dont l'histoire soit comparable, et sur la fréquence desquelles les progrès de la science aient eu un effet aussi considérable.

De même que le phlegmon du bras a cessé d'être une complication du panaris, de même le phlegmon du ligament a cessé d'être une complication de la métrite infectieuse post-puerpérale ; l'usage des antiseptiques préserve le plus souvent de l'un et de l'autre, même s'ils sont employés trop tard pour prévenir l'accident primitif.

Je puis ajouter ici, que le chirurgien aseptique peut enlever le col de l'utérus sans craindre le phlegmon du ligament large comme il peut enlever un doigt sans craindre ce phlegmon redoutable qui faisait varier le pronostic de cette amputation suivant qu'il s'agissait de l'auriculaire ou du médius parce que les gaines tendineuses de l'un communiquent tandis que les gaines tendineuses de l'autre ne communiquent pas avec la séreuse commune.

Est-ce à dire qu'on n'observera plus de phlegmon du ligament large ; évidemment non, les causes extraordinaires, exceptionnelles persisteront probablement toujours. Mais il résulte de ces faits une considération intéressante :

Au temps de Frarier on pouvait écrire au bas d'une statistique de cinquante cas par exemple : origine puerpérale 49, autre origine 1, proportion 98 0/0 en faveur de la puerpéralité.

Tandis qu'en réunissant les faits récents on devrait écrire sur vingt cas observés dans une année : origine puerpérale 2, autre origine 18, proportions 90 0/0 contre la puerpéralité.

Si nous n'en sommes pas encore là, nous en approchons chaque jour davantage : c'est l'opinion de M. Delbet. Si MM. Pozzi et Segond font quelques réserves, c'est qu'ils considèrent avec raison que les mêmes méthodes qui raréfient si singulièrement les accidents post-puerpéraux, raréfient également les chances d'infection par d'autres voies, de telle sorte que de l'aveu de tous il n'y aura bientôt plus lieu d'interpréter les statistiques faute de statistiques.

On peut dire à propos de la marche du phlegmon du ligament large qu'elle était souvent rapide autrefois, avec phénomènes de septicémie ou de pyohémie et que les cas quasi-foudroyants n'étaient pas rares. Les cas à marche aiguë, avec ouverture spontanée de l'abcès dans le vagin, le rectum, la vessie, l'utérus, ou bien à la peau au niveau de l'hypogastre, de la fosse iliaque, de l'arcade de Fallope, etc., guérissant rarement amenaient la mort par hecticité. Je n'ai pas placé dans cette série l'ouverture possible de l'abcès dans le péritoine qui ajoute aux modes de terminaison fatale la mort par péritonite généralisée, parce que je veux retenir un instant le cas où cette ouverture se faisant dans une région enflammée, irritée par le voisinage de la collection, peut aboutir à la formation d'un simple abcès pelvien enkysté. Pour si peu fréquente qu'elle soit, cette origine possible de la pelvi-péritonite vaut d'être relevée.

M. Delbet distingue trois autres formes de phlegmon du ligament large (1) au point de vue de la marche des accidents : forme chronique sur laquelle je n'insiste pas ; forme insidieuse, insidieuse secon-

_____

(1) J'ai volontairement passé sous silence les formes différenciées par les rapports de la lésion purulente avec tel ou tel groupe de vaisseaux. L'étude si complète de M. Delbet fait loi en la matière.

dairement ou à début insidieux, et forme à accès rémittents. Les signes rationnels de ces deux dernières formes simulent parfois les annexites, et leur ensemble peut reproduire en son entier le syndrome utérin, y compris les poussées aiguës.

Avant de terminer ce bref exposé, je dois insister sur une remarque très importante de M. Delbet, c'est que dans les « rares » cas de guérison, *la femme ne reste pas stérile, au contraire de ce qui s'observe pour les salpingites.*

« Dans d'autres cas, on a cru pouvoir rattacher le phlegmon à une ovarite suppurée. Je ne sais pas jusqu'à quel point on est en droit de considérer dans ces cas le phlegmon comme engendré par l'ovarite. Il est plus rationnel d'admettre que les deux affections, l'ovarite et le phlegmon, sont toutes deux et *au même titre* d'origine lymphatique » (1).

Cette ovarite puerpérale qui peut présenter plusieurs formes anatomiques outre la forme suppurée, compliquée ou non à laquelle fait allusion M. Delbet dans les lignes reproduites plus haut, est une maladie assez rare, comme d'ailleurs la salpingite à abcès intra-pariétaux. J'ai rapporté ici quelques exemples empruntés à différents auteurs (2) mais je dois dire que je les ai cherchés et choisis, et que dans la statistique de Delbet les cas certains d'ovarite suppurée primitive sont plus que clairsemés. Ce sont des raretés pathologiques qui doivent être connues mais dont il est difficile de tenir compte dans une appréciation d'ensemble, autrement qu'en remplaçant le terme « toujours » par le terme « généralement ».

Pour ce qui est de l'ovarite je reviendrai plus loin sur ses connexions, communauté d'origine, avec la paramétrite; l'ovarite puerpérale est une forme du phlegmon du ligament large, une localisation des accidents lymphangitiques. Obs. 21.

Il en est de même probablement des abcès pariétaux de l'oviducte. D'Hotman qui en fait une partie importante de sa thèse en a réuni quatre cas. Dans les quatre cas il s'agit d'accidents puerpéraux mortels, et l'observation qu'il emprunte à Bardet (3), établit justement cette connexité du phlegmon et des abcès pariétaux.

(1) DELBET. *Supp. pelv.,* p. 215.
(2) Outre M. Delbet déjà cité : SEUVRE. Thèse de Paris, 1871. CONZETTE. Thèse de Paris, 1890. D'HOTMAN DE VILLIERS. Thèse de Paris, 1892).
(3) Thèse de Paris, 1883.

Mais je le répète, il s'agit ici de raretés pathologiques. Ce doit être encore une rareté que l'ouverture d. ces abcès dans la cavité même des trompes (observ. 20, emprun.. 'e par d'Hotman de Villiers à Seuvre, *loc. cit.*), et je crois qu'il faudra encore bien des faits semblables pour autoriser une con.. ... pratique.

D. — Lésions inflammatoires de l'ovaire.

J'ai été fort embarrassé pour choisir le titre de ce passage, car il n'est pas absolument démontré que l'ovaire à petits kystes soit exclusivement une manifestation inflammatoire; mais, parmi d'autres causes, les inflammations para et péri-métritiques semblent prendre une place considérable, d'une part; et d'autre part, je tenais beaucoup à rapporter ici quelques observations de suppurations ovariennes dues aux maladies infectieuses, qui me gèneront dans l'exposé de mes conclusions, mais au sujet desquelles je dois faire la même réserve que plus haut pour l'ovarite suppurée, forme du phlegmon du ligament large ; réserve aggravée de la notion étiologique précise « maladie infectieuse » : ce sont des raretés. Les cinq ou six cas que j'ai réunis après les avoir empruntés à différents auteurs ne sauraient en aucune façon valoir par leur nombre, puisque je n'ai en aucune façon augmenté par des emprunts proportionnels les faits en faveur de la puissance de la gonorrhée comme origine des suppurations annexielles.

Mon collègue Conzette a étudié de très près les ovaires micro-kystiques dans une thèse si complète et si récente que je n'hésite pas à lui emprunter exclusivement les notions qui vont suivre.

La dégénérescence micro-kystique des ovaires est la forme la plus fréquemment observée de l'ovarite secondaire chronique. Elle peut cependant être primitive, mais elle s'observe surtout à la suite des congestions répétées de l'ovaire au cours des diverses affections de la région (1) (Conzette) et vraisemblablement à la suite de la péri-oophorite (Pozzi), quelle que soit la lésion qui a déterminé le dépôt de néo-membranes à la surface de l'ovaire. Elle peut à elle seule causer de

____

(1) L. TAIT comprend, dans les causes de congestions répétées, les excès vénériens et les perversions sexuelles.

telles douleurs que l'oophorectomie sera indiquée, après toutefois qu'on se sera assuré de l'inefficacité (d'ailleurs habituelle) du traitement médical.

Conzette, dans une de ses conclusions, remarque que le diagnostic est difficile quand il y a d'autres lésions, notamment des lésions de la trompe avec adhérences, mais qu'il est possible, quand la dégénérescence micro-kystique est une lésion isolée. La difficulté, pour si réelle qu'elle soit dans le premier cas, sera rarement de prime importance, car il est probable que ce seront alors les autres lésions qui détermineront l'intervention chirurgicale, au cours de laquelle l'état de l'ovaire sera facilement reconnu.

Au cours d'une discussion sur une pièce d'ovaire micro-kystique, MM. Quénu et Dalché (1) font observer que cette lésion préexistante a pu déterminer une ébauche d'inflammation ovarienne au cours d'une rougeole mortelle. Ce fait, que nous rapportons en entier (observ. 22, d'après Dalché), établit une transition naturelle entre cette lésion ovarienne si commune et les ovarites suppurées des maladies infectieuses. On trouvera les observations plus loin, sous les numéros 23 et 24. Mais je dois insister immédiatement sur la répercussion possible (obs. 21 et 26) d'un abcès de l'ovaire sur la trompe. Il faudra ajouter cette particularité aux difficultés exceptionnelles du diagnostic.

En passant, je signale l'issue heureuse des cas de MM. Lize et Shanton; les malades ont été sauvées par une laparotomie faite à temps. Dans l'observation 23, il s'agit d'un abcès consécutif à une rougeole grave. Dans l'observation 25, d'un abcès consécutif à l'influenza.

E. — Lésions dues à la gonorrhée.

1° *La blennorrhagie aiguë ;*
2° *La salpingite ;*
3° *Les pelvi-péritonites.*

Quand des leçons de mes maîtres, des causeries de la salle de garde, de l'application des notions acquises çà et là à la clinique hospitalière, j'eus laborieusement, craintivement tiré pour mon instruction

(1) CONZETTE. Thèse de Paris, p. 78.

personnelle les conclusions pratiques qu'on lira à la fin de ce modeste travail, je fus surtout embarrassé.

Comment écrire ces conclusions, sur quelle autorité les appuyer ?

Je reproduis plus loin dans leurs parties essentielles différentes notes qui me donnèrent l'audace de commencer.

Dans les deux précédents chapitres, j'ai exposé une série de faits intéressants mais exceptionnels de suppurations pelviennes.

Dans le présent, j'ai en vue la marche des lésions de l'appareil génital de la femme, qui sont la forme la plus fréquente, la plus habituelle des annexites ; celle qui fait le fond du débat laparotomie ou hystérectomie. Voici le thème que je vais essayer de développer :

a. La gonorrhée est la véritable cause (1) des annexites : la fausse couche, la puerpéralité intercalaires ne sont que des épisodes.

b. Les annexites gonorrhéiques sont généralement doubles.

c. En dehors des accidents puerpéraux aigus, phlegmon du ligament large et variétés, c'est à la gonorrhée que se rapportent les suppurations pelviennes.

J'élimine tout d'abord les accidents blennorrhagiques aigus, cas rares, infection mixte, à marche spéciale, que je ne cite que pour mémoire dans les quelques lignes qui suivent.

1° Blennorrhagie aiguë

La blennorrhagie aiguë de l'homme engendre chez la femme la vaginite aiguë, avec vulvite intense, uréthrite aiguë et secondairement, mais irrégulièrement, des poussées aiguës de lymphangite, de métrite, de salpingite, de péritonite, péri et paramétrite, etc.

Le tableau clinique peut être d'une acuité extrême, et toutes les formes, toutes les localisations de la suppuration peuvent être observées. Mais c'est encore un fait rare que cette contamination intense, et cela fort heureusement pour l'honnêteté masculine.

D'ailleurs, il est infiniment probable que d'autres agents septiques sont dans ces cas inoculés avec le gonocoque. Dans la *pyohémie blennorrhagique*, les facteurs du pus doivent jouer un rôle plus important que le microbe de Neisser.

(1) CAUSE : Avec ce sens restreint, cause prochaine ; d'autres circonstances interviendront : infection secondaire, résistance des muqueuses, avortement, etc., qui pourront être appelées causes.

Je crois devoir borner ici ce bref exposé pour aborder la réalité clinique, c'est-à-dire les conséquences de l'infection de la femme par l'homme atteint de la gonorrhée chronique, généralement sous sa forme la plus atténuée, la goutte militaire.

2° SALPIXGITE

De tout ce que j'ai lu, vu et cru comprendre, il est résulté pour moi que LA SALPIXGITE est une, sous les formes de salpingite catarrhale, de salpingite purulente, hydro, hémato et pyo-salpinx, et que cette maladie, *la salpingite*, est dans la majorité des cas la localisation la plus importante au point de vue chirurgical de la blennorrhagie de la femme. J'ai placé à propos des ovarites et du phlegmon du ligament large quelques exceptions à cette règle qui me paraissent choses prouvées, j'en placerai d'autres moins nettement établies à la fin du présent chapitre. Cette donnée générale explique suffisamment la place que je donne ici à l'étude de la blennorrhagie.

Contagion. — a) *Renseignements microbiologiques.* — D'une part Winter (1) a démontré qu'il existe chez la moitié des femmes une *zone dangereuse*, les plis palmés de la muqueuse du col de l'utérus, zone dans laquelle pullulent un grand nombre de microbes saprophytes ou pathogènes, et, d'autre part, Bumm a montré que dans les vieilles blennorrhées on trouvait à côté du diplocoque de Neisser, qui n'existe que dans les cellules épithéliales, d'autres *cocci* beaucoup plus nombreux et localisés dans les cellules lymphatiques émigrées qui forment la majeure partie de l'écoulement.

Les espèces pathogènes qu'on trouve dans ces conditions sont tous les *cocci pyogenes; streptococcus albus, aureus, citreus, staphylococcus pyogenes, micrococcus citreus conglomeratus, diplococcus flavus* (étudiés par Legrain dans le pus des vieilles uréthrites), etc.

Le *micrococcus gonorrheæ*, diplococcus, gonococcus, microbe de Neisser, décrit en réalité pour la première fois par Hullier (d'Iéna), n'a pas été sans beaucoup de peine élevé au rang d'agent spécifique de la blennorrhagie, car on le trouve le plus souvent mélangé aux

(1) WINTER. Die microorg., etc. *Zeitschr. f. Ger. u. Gyn.*, 1883, Bd XIV, Heft 2, p. 413.

précédents. Dans les sécrétions morbides aussi bien que dans les pièces anatomo-pathologiques.

Il faut, d'après Legrain (1), les trois caractères suivants pour établir sa personnalité : 1° sa forme en diplocoque ; 2° sa disposition en amas assez considérables dans le corps même des cellules ; 3° sa décoloration par la méthode de Gram (appliquée au gonocoque par Roux).

Bumm (2), Bockard (3) et Kreis (4) ont indiqué les modes de culture qui permettent de l'isoler.

C'est donc assez récemment que la spécificité du gonocoque à pu être admise définitivement ; mais il restait à appliquer les différentes notions acquises à l'interprétation des faits. Chemin faisant nous verrons ce qu'il en est pour chaque cas en particulier, momentanément je ne relèverai que les quelques particularités suivantes.

Le gonocoque ne vit que dans les épithéliums cylindriques ; il ne passe dans les globules blancs que lorsqu'ils viennent (réaction inflammatoire) au contact des couches les plus superficielles de la muqueuse. Il est remarquable qu'en dehors de l'état aigu, il n'altère que fort peu les surfaces qu'il occupe ; il faut le chercher. Transplanté dans le tissu cellulaire il disparaît sans laisser de traces, sans réaction locale ou générale.

Dans la région infectée elle-même, le gonocoque perd de sa virulence au bout de peu de temps ; il finit par 'disparaître complètement au bout d'un certain temps (5), surtout quand la sécrétion morbide qu'il provoque s'enkyste (cowpérite, abcès péri-uréthraux chez l'homme, bartholinite, salpingite chez la femme).

Ces faits ont été établis par des observations fort curieuses, dont je ne citerai que les deux suivantes relevées dans Delbet (6) : Orthmann et Steman examinant des pièces de salpingectomies doubles ont noté que le gonocoque n'existait que du côté des lésions les moins développées.

Tous ces agents pathogènes présentent d'ailleurs ce caractère commun : dans les vieilles lésions ils ont perdu tout ou partie de leur

(1) LEGRAIN. *Archives de physiologie*, 1897, n° 6.
(2) BUMM. *Die micro-organ. der gonorr. Schleimhaut Erckr.*, Wiesbaden, 1887.
(3) BOCKARD. *Monatsh. f. prat. Derm.*, Band V, n° 6, 1886.
(4) KREIS. *Wiener med. Vochenschr.*, 1885, n° 30.
(5) POZZI. *Tr. Gyn.*, 2° édition, p. 618.
(6) DELBET. *Supp. pèle.*, p. 83.

virulence, de leur puissance de prolifération ; ils sont domestiqués comme le dit M. Pozzi.

Ils peuvent retrouver leur activité première dans différentes circonstances, dont la plus intéressante me paraît être l'apport de l'un d'entre eux à l'état de culture active.

Que le nouveau venu soit réellement un nouveau venu, ou bien qu'il n'ait de « nouveau » que le réveil de sa virulence par suite de conditions à lui particulièrement favorables, il n'entraîne pas moins à sa suite les autres. Et c'est pour cette raison que j'ai placé cette condition de *reviviscence* la première : nous ne savons pas en effet, pour ne citer qu'un exemple, si la congestion des organes génitaux de la femme est directement favorable au développement de tous les microbes qui habitent le col de l'utérus, tandis que nous savons que la présence d'une colonie active de gonocoques entraîne à sa suite les streptocoques, staphylocoques, etc., présents, *redevenus* pathogènes. Le microbisme latent présente en cela une de ses manifestations les plus curieuses, mais ce n'est pas la seule que nous allons rencontrer. Ce sont les faits de cet ordre qui ont amené les microbiologistes à remplacer l'expression MICROBE CAUSE = MALADIE EFFET, par l'expression MALADIE = FONCTION DU MICROBE.

De cause à effet, on ne s'explique pas les cas où il y a cause et pas d'effet ; tandis que la notion fonction comporte l'introduction de facteurs nouveaux qui peuvent amener à zéro la valeur du résultat.

Cette coopération des microbes pathogènes, cette collaboration qu'on rencontre à chaque pas dans la pathologie actuelle, n'explique-t-elle pas admirablement la gravité des accidents observés à la suite d'interventions imparfaitement aseptiques, qui semblent n'avoir été suivies d'aucun traumatisme réel, d'aucune effraction des tissus: par exemple usage d'un hystéromètre dénickelé.

Tous les auteurs sont d'accord, d'ailleurs, pour admettre cette explication dans les cas d'infection mixte, puerpéro-gonorrhéique, où l'on observe à la fois des lésions épithéliales en surface, et des lésions du tissu cellulaire en profondeur, *périmétrite* et *paramétrite*. J'y reviendrai, mais je dois souligner immédiatement ce fait. Le concours que s'apportent les agents pathogènes semble avoir des limites ; on sait d'autre part que, bien que dans l'urèthre de l'homme (comme dans l'utérus de la femme) le gonocoque ait de nombreuses collaborations microbiennes, il descend seul jusqu'à l'épididyme, — le testicule blennorrhagique est bien blennorrhagique dans la plupart des cas ; — or, en ce qui est des organes génitaux de la femme, sur sept analyses bactériologiques de pyo-salpingite, Delbet relève six fois la présence du gonocoque seul, et une fois un résultat douteux.

C'est un premier argument, et non le moins important de la nature probable des salpingites.

Bumm fait cependant une exception à cette règle en ce qui concerne la salpingite : c'est la coexistence du bacille de la tuberculose au niveau des trompes. Par un singulier rapprochement nous pouvons noter que la clinique avait déjà signalé cette coopération de la diathèse strumo-tuberculeuse et de la blennorrhagie : Richet (cité par Forgue, in Duplay et Reclus, *loc. cit.*) faisait de la gonorrhée chronique l'occasion de la tuberculose génito-urinaire de l'homme.

La réalité de ces associations microbiennes a été définitivement démontrée pour le rhumatisme blennorrhagique, et Gerheim (1) a pu prétendre que toutes les complications de la blennorrhagie étaient dues à des infections secondaires ; mais la présence du microbe de Neisser dans toutes les localisations superficielles, présence constatée par beaucoup d'observateurs, dans des cas suffisamment nombreux, a ramené cette assertion à de sages limites.

La persistance des agents virulents au niveau de lésions à peine perceptibles, indifférentes cliniquement, a été démontrée de même, et fait partie aujourd'hui des notions acquises. M. Pozzi (2) dit que la blennorrhagie de la femme est très rebelle, et que l'on voit des inflammations qui paraissent éteintes se réveiller sous l'influence d'une cause occasionnelle. Nöggerath (3) et Schwarz (4) la considèrent comme incurable.

Parmi les causes occasionnelles de réveil de la virulence il est des exemples classiques anciens, qui n'ont reçu une explication satisfaisante que depuis les récents progrès de la microbiologie : c'est ce fait, signalé maintes fois par Ricord et Diday, de l'homme qui, contaminé par une femme atteinte d'une blennorrhagie ancienne, contracte

---

(1) GERHEIM. *Cent. f. Gynæk.*, 1889, p. 57.
(2) POZZI. *Traité de gyn.*, p. 899.
(3) (4) Cités par la même page 900, NOGGERATH, in *D. med. Woch.*, 1887, n° 49, p. 1059. — SCHWARZ, in *Samml. klin. Vorträge*, 1886, n° 279.

une chaude-pisse aiguë et, sans apport étranger, donne à celle-ci une
métrite aiguë : la femme ne craignant rien de ses microbes domestiqués, ne s'était pas défiée de la reviviscence par culture sur un bouillon
neuf. M. Forgue cite d'ailleurs le cas où les rôles sont intervertis et
le résultat semblable : un mari atteint d'une vieille gonorrhée conta-
mine sa femme qui lui rend une uréthrite aiguë.

Mais ce sont les congestions actives ou passives de l'appareil génital qui semblent constituer les circonstances les plus favorables à la
prolifération, à l'activité pathogène des agents virulents en général,
et du gonocoque en particulier. Je reviendrai plus loin sur l'énumération de ces causes que les cliniciens connaissaient, et avaient assez
exactement classées avant l'intervention des bactériologistes.

Bumm (1) ayant notamment constaté cette prolifération des cocci
pathogènes et du microbe de Neisser dans le cours de la grossesse
chez des femmes dont la maladie paraissait éteinte depuis longtemps,
d'une part; d'autre part les accidents qu'on observe à l'occasion de la
grossesse ne différant pas sensiblement de ceux qu'on observe à la
suite des autres causes occasionnelles des poussées blennorrhagiques,
je crois autorisée, même en l'absence de constatations microbiologiques directes (il en existe cependant), l'application de cette donnée à
l'interprétation des observations prises au lit du malade.

Enfin en ce qui concerne les localisations des agents pathogènes
je ne puis mieux faire que de reproduire le résumé suivant des travaux
de Steinschneider, résumé que j'emprunte à M. Pozzi :

STEINSCHNEIDER. *Berl. klin. Woch.*, 1887, n° 17, page 301 (2).
Voici le résultat de l'examen qu'il a fait de 57 filles publiques : 1° dans
tous les cas de blennorrhagie, l'uréthre est l'organe le plus fréquemment atteint (47 0/0); puis vient la muqueuse du col, ensuite la
muqueuse utérine et les glandes de Bartholin; 2° dans tous les cas de
gonorrhée vaginale récente, il existe aussi de l'uréthrite, et on rencontre toujours des gonococci, dans cette dernière, quelque minime
que soit l'écoulement uréthral; 3° longtemps après que les gonococci
ont disparu de l'uréthre, on en rencontre dans le col ou dans le corps
utérin, alors même qu'ils ne manifestent leur présence par aucun phéno-

(1) BUMM. *Arch. f. Gyn.*, 1887, t. 31.
(2) Cité par Pozzi, p. 892.

même morbide ; 4° la muqueuse de la vulve et du vagin est impropre à la colonisation des gonococci. Leur existence constatée dans les sécrétions vaginales est due à une migration des parties voisines.

Cette immunité est, probablement, due à l'épais revêtement d'épithélium pavimenteux, à la sécrétion acide, et enfin à la concurrence vitale des nombreux germes qui habitent normalement le vagin et en chassent le gonococcus.

b) *Renseignements cliniques.* Ricard, Requin, Bernutz avaient signalé la contagiosité des vieilles blennorrhées ; Schröder dès 1886 assignait à la goutte militaire sa nocivité réelle, et les recherches bactériologiques des Nöggerath, Zweifel, Rosthorn, Menge, Wertheim, Witte n'ont fait en réalité que nous donner l'explication matérielle de ce fait : *la goutte militaire du mari produit l'endométrite de la femme.*

Il peut paraître singulier, alors que tant d'autres que les maris infectent journellement d'autres utérus que ceux de leur femme, que ce soit justement par cet exemple que je débute. Je ne l'ai pas fait au hasard cependant, et c'est le triste résultat des enquêtes faites à l'hôpital qui a déterminé ce choix. S'il est, en effet, parfaitement établi, cliniquement et anatomiquement que la plupart des femmes publiques sont mises à l'abri de grossesses fréquentes et incommodes par de vieilles salpingites et périsalpingites souvent latentes, la recherche spéciale des cas de contagion légitime ou quasi-légitime (faux-ménages), poursuivie dans un service de gynécologie quelconque, même avec la discrétion nécessaire en pareille matière, fournit rapidement un nombre considérable de cas. Je ne parle pas des faits probables, de la proportion entre les faits certains et la totalité des cas, mais bien de la proportion entre les faits positifs et les faits négatifs quand on a pu confronter les parties comme le recommande Sænger. J'ai pu faire cette enquête, en 1891, à Lariboisière dans le service de mon excellent maître, M. le Dr Landrieux, en ce qui concernait les endométrites ; j'ai pu la refaire cet année (1892) à Saint-Louis, pour les annexites purulentes, dans le service de M. Péan, et je n'ose pas dire en chiffres combien j'ai trouvé de maris coupables, sur ceux que j'ai pu examiner.

Nöggerath, Sænger m'ont paru rester dans la vérité absolue : les faits qui ont réellement une autre origine constituent de véritables exceptions.

La métrite des vierges, la vulvite des petites filles sont-elles d'origine blennorrhagique. La chose a été admise pendant quelques années, puis contestée de nouveau récemment, en raison de la difficulté de distinguer morphologiquement le *gonococcus gonorrhϾ*, d'autres diplocoques inoffensifs. Cependant je ne vois pas très bien comment on peut contester le résultat de l'expérience de de Amicis, inoculant dans un uréthre sain du pus recueilli sur la vulve d'une petite fille vierge, et obtenant une uréthrite à diplocoques. Pourquoi M. Forque (1) conclut-il de ce fait à l'existence de l'uréthrite non blennorrhagique? S'il n'y avait que cette preuve ne devrait-on pas au contraire conclure qu'il n'y a pas d'uréthrite non blennorrhagique?

Cette question de la nature de l'écoulement vulvo-vaginal contagieux (2) des petites filles, dont la bactériologie devait fournir la solution, est loin d'être tranchée. Moins que jamais, peut-on dire, il ne sera permis de conclure dans un rapport médico-légal à la réalité du viol ; le fait même de la coïncidence d'une gonorrhée chez l'accusé, et d'une vulvite gonorrhéique chez la soi-disant victime, est désormais aussi suspect que la sincérité de ses déclarations. Combien d'objets en effet peuvent servir d'agents de transport au microbe de Neisser, surtout dans les familles pauvres dont plusieurs membres partagent le même lit, ou seulement l'occupent tour à tour au moindre prétexte, sans qu'on ait pu changer le linge. Les éponges, les linges de toilette communs, l'eau d'un bain (?), les doigts enfin, ne peuvent-ils servir à cette contagion indirecte? Quant aux sources, ne sait-on pas combien elles sont fréquentes, comme le fait observer Delbet? Veut-on faire seulement le compte des cas d'ophtalmie des nouveau-nés? Cela ne donnerait d'ailleurs que tout au plus la moitié des foyers réels d'infection, puisque il faut supposer pour chaque utérus infecté, un uréthre infecteur.

ÉVOLUTION DE LA BLENNORRHAGIE CHEZ LA FEMME. — J'ai éliminé, et pour cause, la blennorrhagie aiguë provenant de l'inoculation d'une blennorrhagie aiguë. Mais dans l'étude du processus chronique, il me faudra employer le terme période d'acuité, ce qui pourrait prêter à confusion. Qu'on veuille donc bien entendre qu'il s'agira d'une acuité

(1) *Traité de chirurgie*, t. VII, p. 873-874.
(2) OLLIVIER. *Études d'hygiène*, 3ᵉ vol.

relative, ce qui n'a pas de rapport avec l'infection aiguë dont il est question plus haut.

Que se passe-t-il au moment de l'inoculation? C'est assez difficile à déterminer. Si l'on interroge les filles publiques, il est le plus souvent impossible de trouver quoi que ce soit, ou s'il y a quelque chose, c'est une fausse couche qui masque le début réel. Si l'on interroge une jeune femme victime d'une gonorrhée maritale, comme le début de l'infection coïncide avec d'autres débuts, il est impossible de démêler ce qui appartient à ceci de ce qui appartient à cela. Quand enfin c'est une vierge qui a été contaminée, la date réelle de l'apport des germes sera encore plus douteuse, si c'est possible.

Il est cependant un certain nombre de phénomènes rationnels qu'on pourra rechercher avec fruit, par exemple :

La sensation de chaleur ou de cuisson pendant la miction, la leucorrhée, les pertes jaunes ou verdâtres tachant et empesant le linge, qui feront date en ce sens qu'elles appartiennent au début. Ces écoulements faciles à reconnaître *de visu*, sont plus difficiles à caractériser dans les commémoratifs : Les qualités, couleur, odeur, épaisseur, ont pu passer inaperçues pour des femmes malpropres, ou être dissimulées par des lavages répétés chez les autres. Il existe d'ailleurs des leucorrhées de tant de sortes que la confusion est facile. Il faudra aussi se méfier de la leucorrhée de la grossesse, qui peut n'avoir été que le symptôme d'un réveil de la virulence (Bumm).

L'existence d'une *bartholinite*, prouvera simplement que l'infection existait à cette époque, mais ne fera pas date. La glande de Bartholin est souvent prise secondairement.

Il en est de même de la *vulvite*, et du *prurigo* vulvaire et intercrural qui sont des manifestations d'un état de chose en cours, ou d'une exacerbation.

Une fois constituée, la blennorrhagie de la femme se réduit en somme à une endométrite légère, souvent localisée au col.

Que devient spontanément cette affection? Finit-elle par guérir complètement comme le veut M. Doléris (1), ou bien le gonocoque paralysé, endormi, reste-t-il là éternellement attendant l'intervention d'une cause occasionnelle pour reprendre toute son activité, et pour

(1) *Société de biologie*, décembre 1883.

infecter de nouvelles régions? Les faits de guérison définitive publiés par M. Doléris, faits dans lesquels la guérison est due à une intervention énergique, dilatation et curettage, prouvent seulement la puissance réelle de cette intervention et qu'on ne peut donc pas dire que la blennorrhagie de la femme est une affection incurable; il n'y a d'ailleurs a priori aucune raison à cette incurabilité puisque M. Guyon, par les instillations de nitrate d'argent, a débarrassé les modernes spécialistes du cauchemar de Ricord — « guérir une gonorrhée rebelle ».

Mais combien de faits viennent établir la singulière persistance du contage, dans les cas de guérison apparente (voir plus haut STEIN-SCHNEIDER, p. 53).

Je vais énumérer les circonstances connues, de par la clinique, dans lesquelles on voit le principe virulent reprendre toute son activité. Mais je dois dire ici, tout en les présentant à l'exemple des auteurs, comme causes occasionnelles de la salpingite, que ce n'est pas toujours cette affection qu'elles produisent. Fort heureusement dans la majorité des cas, leur action se limitera à une poussée aiguë de métrite; dans d'autres cas au contraire, elle s'étendra au-delà de la salpingite, comme nous le verrons en étudiant l'étiologie de la pelvipéritonite, comme nous l'avons vu au sujet de l'hématocèle.

CAUSES OCCASIONNELLES DE LA SALPINGITE. — Pour n'y plus revenir disons immédiatement que la salpingite peut s'observer à tous les âges, mais que c'est à proprement parler une affection de la vie génitale de la femme, de 20 à 35 ans, avec une prédominance notable entre 20 et 25 ans, selon M. Bouilly. Ce sera tout quand on aura ajouté qu'on l'observe chez les vierges, chez les enfants, comme après la ménopause.

Il est une cause occasionnelle rare de salpingite que je veux citer tout d'abord : quelques (1) *interventions chirurgicales* ont été suivies de l'apparition de phénomènes graves, salpingite, péri-salpingite, pelvi-péritonite et péritonite généralisée. De ces faits les uns se rapportent à de véritables *inoculations* par un instrument malpropre qui a lésé l'intégrité de la muqueuse : c'est l'histoire de la proscrip-

(1) Comme on voit plus loin, DELBET cite 6 cas publiés, et ajoute : « Combien n'ont pas été publiés ».

— 59 —

tion de l'hystéromètre avant l'ère pastorienne. D'autres faits sont encore des inoculations, mais des *réinoculations* sur la muqueuse utérine dénudée d'agents septiques qui existaient antérieurement dans les voies génitales de la malade. Une autre série enfin semble trouver son explication dans la production d'une *poussée congestive* du côté des organes génitaux ; cette poussée congestive post-chirurgicale ne diffère en rien dans ses effets des autres congestions qui, comme on le verra tout à l'heure, provoque simplement la reviviscence des germes pathogènes. Je relèverai seulement les points suivants :

1° Il n'est nullement établi que la trompe était saine avant l'intervention dans la plupart des cas ;

2° Il s'agit, en effet, bien plutôt de pelvi-péritonites, ou même de péritonites généralisées, que de salpingites ;

3° Il peut être question ici aussi bien de l'infection à mode puerpéral que de l'infection gonococcique ; le mode puerpéral était le plus fréquent à l'époque où le chirurgien apportait facilement dans l'utérus le contage commun à toutes les plaies ; il sera désormais le moins fréquent, le chirurgien moderne s'il peut se laisser tromper par l'apparence saine d'un organe en réalité infecté, ne peut plus apporter un virus extérieur.

Un *pessaire* laissé en place trop longtemps sans soins de propreté peut favoriser toutes les infections génitales, mais il ne peut évidemment les créer.

Monprofit (1) fait jouer un rôle dans la genèse des salpingites aux malformations de l'utérus de nature à s'opposer à ce qu'il appelle fort justement le *drainage naturel de l'utérus*. L'explication semble pouvoir s'étendre sans contestations aux fibro-myômes qui obstruent la cavité ; mais il faut remarquer que la question ne saurait être tranchée aussi facilement quant à l'action des déviations utérines acquises. Comme le fait, avec raison, observer M. Delbet, il est difficile de départager ce qui appartient à la déviation cause de la salpingite, de ce qui appartient aux exsudats péri-salpingiens, aux adhérences, cause de la déviation. J'ajouterai cependant qu'il y a sans doute lieu de compter avec les poussées congestives qui accompagnent la dysménorrhée due à ces affections.

Congestions actives ou passives. — Il a été signalé plus haut

(1) Monprofit. Thèse de Paris, 1888, p. 42.

deux causes exceptionnelles de poussées congestives du côté de l'appareil génital. Mais ce n'est pas seulement quand elle se produit par
poussées que la congestion des organes pelviens est suivie d'un rappel
d'activité des agents infectieux. M. Pozzi (1) après Bumm met en
cause toutes les maladies générales ou locales, qui se compliquent de
troubles circulatoires généraux (*maladies du cœur, des poumons,
du rein*) ou localisés à l'abdomen (*maladies du foie, de l'intestin,
du péritoine, compressions vasculaires, etc.*).

La fatigue (et la misère qui rend ses victimes plus aptes à la fatigue), même quand elle n'agit pas localement, semble être une
cause occasionnelle fréquente de congestions pelviennes. Il est trois
exercices spéciaux qu'on a incriminé non sans raison : étendre avec
le pied la cire sur les parquets, faire usage des machines à coudre
mues avec le pied, monter à cheval. L'effet physiologique est bien ici
une congestion pelvienne active, et non une sorte de masturbation;
l'excitation sexuelle est pourtant réelle, mais elle n'est qu'un effet de
la congestion. Normalement cette congestion peut aller jusqu'à provoquer une véritable leucorrhée, non virulente tant que l'utérus n'a
pas été infecté.

Les voyages en chemin de fer produisent-ils à eux seuls le même
effet? Si l'on veut bien mettre de côté leur action aggravante sur
l'élément douleur, la réponse sera douteuse. On a cependant incriminé
longuement le voyage de noce; mais ici les conditions actives sont
variées; sans compter les cas où ce voyage marque l'heure de l'infection, il faut ajouter à l'effet possible de la trépidation, celui des
excès génitaux normaux en pareil cas. L'abus des plaisirs sexuels
paraît en effet non seulement tenir une large part dans la genèse
de l'infection blennorrhagique, mais encore paraît influer singulièrement sur sa marche.

Mais si l'on peut dire de cet abus qu'il peut ajouter une salpingite
à une métrite, il vient aussi compliquer d'une pelvi-péritonite une
salpingite préexistante.

Les perversions sexuelles n'agissent qu'en raison de l'abus qui les
accompagne.

S'il est intéressant de rechercher la part qui revient à ces congestions pathologiques, anormales, dans l'évolution de la blennorrhagie

(1) Pozzi. p. 900.

de la femme, combien il faut songer aux congestions régulières dont son appareil génital est le siège.

Le *molimen cataménial* a été l'occasion des aggravations successives dans la majorité des cas. Les modes de son action sont des plus variés :

Je citerai tout d'abord la ménopause. Si l'on tient compte d'une part de ce que la ménopause devrait être un phénomène physiologique, et d'autre part des responsabilités pathologiques qu'ont fait endosser à cette crise vitale les médecins de tous les lieux et de tous les temps, on ne peut éviter de se demander combien doivent être fréquentes les perturbations génitales préexistantes.

Cependant en ce qui concerne le fait spécial de la création de la salpingite, ou de la pelvi-péritonite, je dois remarquer que la ménopause est rarement incriminée. Souvent, elle marque la véritable guérison spontanée des affections péri-utérines.

Les documents sont plus nombreux qui permettent de mettre en avant la congestion qui accompagne l'apparition des premières menstrues.

Les règles normales sont sans doute l'occasion de la multiplication active des germes pathogènes qui peuvent occuper les muqueuses cervicales et utérines; cependant, tant qu'elles restent normales, la clinique ne permet guère de les incriminer, quand les trompes et le péritoine pelvien sont sains. Il en est tout autrement dès qu'il y a de la dysménorrhée quelle qu'en soit la cause : métrite, vices de conformation et déviations de l'utérus, fibro-myôme, cancer, etc. Il est bien entendu qu'il s'agit ici de la dysménorrhée proprement dite, caractérisée physiquement par la difficulté de l'écoulement du sang et fonctionnellement par les coliques utérines, et non des crises douloureuses péri ou para-métritiques dans lesquelles il est difficile de faire la part des lésions douloureuses établies et des lésions nouvelles.

Un excès de fatigue, le coït répété et l'action prolongée du froid pendant l'époque menstruelle sont souvent accusés, et avec raison chaque fois que la vérification est permise, d'être les occasions de l'extension de la blennorrhagie de l'utérus aux trompes, des trompes au péritoine pelvien.

GROSSESSE, ACCOUCHEMENT, FAUSSE COUCHE. — La *grossesse* circonstance aggravante d'une salpingite en cours, peut être l'occasion d'accidents graves, rapidement mortels, quand l'évolution de l'utérus provoque la déchirure d'une collection septique enkystée.

Mais elle n'est pas cause de salpingite ; cela résulte de la lecture des observations détaillées, qui rapportent les accidents à l'accouchement et non à la grossesse.

Il est toutefois une sorte d'exception à cette règle : l'état de grossesse prédispose à l'infection blennorrhagique.

La fausse couche doit être considérée à plusieurs points de vue :

1° Elle est liée à une maladie antérieure de l'utérus ou de ses annexes.

2° Elle est due à un traumatisme qui a lésé directement le tissu utérin (avortement criminel).

3° Elle est due à une violence extérieure.

4° Elle paraît indépendante de toutes ces causes (maladies de l'œuf, mauvais état général de la mère, maladie générale intercurrente, etc.).

Nous manquons complètement de renseignement, dans le dernier cas : un avortement survenu au cours d'une variole grave est-il ou non suivi de périmétrite plutôt que de paramétrite ?

C'est une question à résoudre.

La fausse couche secondaire à une violence extérieure, chute pendant les premiers mois de la grossesse par exemple, ne peut évidemment être suivie d'accidents inflammatoires que si l'utérus est infecté, préalablement (microbisme latent), consécutivement (hétéro-infection).

Pour la fausse couche due à un traumatisme direct de l'utérus, il n'y a qu'à *ajouter* à l'hypothèse hétéro-infection consécutive, l'hypothèse hétéro-infection immédiate. La nature des accidents sera liée à la nature de l'agent septique ; mais la clinique pourra prévoir, annoncer les résultats, aussitôt qu'une statistique portera sur des observations complètes. Notre impression actuelle est le doute ; en effet, si d'une part les chances générales sont en faveur de l'infection commune (streptocoques, staphylocoques) dont les agents sont de beaucoup les plus répandus, d'autre part la fréquence de la gonococcose cervicale est telle qu'on pourra avoir à compter avec la contamination spéciale de l'instrument criminel dès qu'il s'agira de l'œuvre d'une spécialiste.

La fausse couche liée à une maladie antérieure de l'utérus mérite qu'on s'y arrête plus longuement. S'il semble qu'elle puisse être la cause prochaine d'accidents inflammatoires seulement dans les deux cas d'infection préalable de la région, et d'infection secondaire par des soins maladroits consécutifs (exploration, injection, etc.), l'interprétation des circonstances a une importance considérable.

Je crois qu'une grande partie des fausses-couches classées comme cause des annexites sont en réalité l'effet de blennorrhagies antérieures. La fausse-couche restera probablement la circonstance aggravante, l'occasion des accidents aigus et de l'extension de la lésion ; mais si son rôle actif semble parfaitement démontré en ce qui est de la pelvi-péritonite secondaire à une tubo-ovarite, de la salpingite consécutive à l'endométrite, ce n'est qu'avec cette restriction « l'utérus était déjà infecté, la blennorrhagie préexistait ».

Les enquêtes sur la responsabilité du suintement uréthral des maris dont j'ai parlé plus haut ont porté sur des cas de ce genre.

Sans doute le nombre des faits est petit, sans doute j'ai instinctivement choisi les cas où quelque autre probabilité existait en faveur de la gonorrhée maritale, mais je ne peux m'empêcher de dire que lors de fausses couches données par les malades comme cause de leur salpingite , toujours, quand la vérification était possible, la goutte militaire du mari établissait à la fois l'existence de l'endométrite gonorrhéique de la femme et son antériorité aux soi-disant accidents puerpéraux (voir plus loin l'examen des statistiques).

L'accouchement est-il ou non une des causes de la salpingite ? Non ! Si l'on entend cause d'une infection commune localisée à l'oviducte ! Mais il est probable qu'on observe pendant la période puerpérale (1) en dehors de l'infection commune, deux ordres d'accidents spéciaux.

1° Pelvi-péritonites (jusqu'à la péritonite généralisée) consécutives à une annexite antérieure quelconque ; ces accidents suivent de près la délivrance, et ont mérité le nom de pseudo-fièvres puerpérales. Ils sont liés aux phénomènes mécaniques de la parturition.

2° Généralisation de l'endométrite et apparition de la salpingite blennorrhagique ; autre forme de fièvre pseudo-puerpérale, mais forme

(1) Je crois devoir insister sur cette distinction désormais nécessaire : *puerpéral indiquant seulement la date, et non la nature de l'infection.*

tardive parce que le gonocoque ne proliférant activement que sur les épithéliums, les accidents seront postérieurs à la restauration de la muqueuse déciduale. Outre la vérification par les histologistes de ce fait que le gonocoque n'habite que les épithéliums, la précocité des mêmes accidents blennorrhagiques après une fausse couche qui laisse intacte la majeure partie de la muqueuse utérine, constitue une véritable preuve à l'appui de cette notion.

Comment procède par contre l'infection commune? Dans la généralité des cas par suite de l'absence de soins antiseptiques le plus souvent quelquefois par suite de soins maladroits, *la plaie utérine est infectée* comme peut l'être une plaie quelconque ; plus facilement en raison de sa forme, de ses anfractuosités, de la présence du sang et des caillots. Cette plaie infectée suppurera (métrite), et, comme une plaie quelconque deviendra l'origine d'une lymphangite (para-métrite), d'une pyohémie, d'une septicémie. Mais quelle qu'en soit la marche, cette infection s'accompagne toujours de phénomènes généraux retentissants : un ou plusieurs grands frissons, température élevée, etc. Et les accidents sont d'autant plus intenses qu'ils sont plus précoces, que la plaie est plus vive.

Je dois cependant faire deux réserves : la déchirure d'un abcès de l'ovaire isolé sera suivie des mêmes accidents de péritonite que la déchirure d'un pyo-salpinx ; la métrite de l'infection puerpérale commune peut dans quelques cas déverser du pus par les trompes béantes dans le péritoine. Mais ces faits sont rares.

J'ai résumé dans le tableau ci-contre les relations de l'état puerpéral avec les salpingites, j'entends bien entendu puerpéral dans le sens restreint que j'ai indiqué plus haut, c'est une date et rien de plus. Je dis donc INFECTION COMMUNE par opposition à INFECTION GONO-COCCIQUE. Je ne sais pas si avec ce sens restreint il existe des faits contrôlés par la bactériologie d'infection mixte, c'est-à-dire à la fois commune et gonococcique. L'infection mixte mériterait toujours l'épithète de puerpérale, mais avec un sens différent de celui qui lui est donné dans les traités, et notamment je ne peux pas dire: infection mixte ou puerpéro-blennorrhagique, ce serait associer deux mots qui ne vont pas ensemble, l'un indiquant la date, l'autre la nature.

Je rappelle ici que tout ce travail est un essai, et que le tableau suivant, lui aussi, est un essai.

Essai de classification des accidents puerpéraux.

PRÉCOCES

Pelvi-péritonite le plus souvent
(2) Péritonite moins souvent.
(*Surviennent malgré l'antisepsie la plus rigoureuse.*)
— Rappel de l'acuité d'une (1) inflammation préexistante des annexes. Déchirure d'un abcès préexistant (2).
— Infection blennorrhagique (2). Sauf les faits rares de vieilles lésions paramétritiques (?) moins fréquents.

Septicémie — Pyohémie (3)
Paramétrite
Péritonite rarement isolée (4)
(*Antisepsie nulle ou incomplète.*)
— Suppuration de la plaie utérine, métrite.
— Infection commune à toutes les plaies.

RETARDÉS

Les accidents de l'*inflammation commune* dus à une intervention tardive septique, à la béance de la vulve, à une déchirure du périnée sont d'autant moins intenses que la plaie est plus ancienne.

TARDIFS (sauf après les fausses couches précoces).

Endométrite blennorrhagique et extensions : salpingite, pelvi-péritonite, ovarite.
— Extension de l'endométrite du col, préexistante ou acquise pendant la grossesse.
— Infection blennorrhagique.

Infections commune et blennorrhagique combinées : non classées.

(1) Obs. 367 (origine du pus douteuse, mais antérieure à l'accouchement). — Obs. 372.
(2) Obs. 368, 369, 372, 375, 376, 377.
(3) Obs. 370.
(4) Obs. 371, 374, 375, 388.

Que je rapporte avec les n^{os} qu'elles portent dans l'ouvrage déjà cité de M. Delbet (p. 134 et s.).

Les observations citées sont empruntées pour la plupart à M. Delbet. Les éléments du tableau au même auteur et à M. Terrillon.

Je devrais présenter ici une statistique. Je me bornerai à rappeler que, d'après M. Delbet, sur 100 femmes atteintes de salpingite, il y en a eu 30 stériles contre 60 fécondes au moment de l'observation (dont 30 ont eu une ou plusieurs grossesses menées à terme, et 30 une seule terminée ou non par une fausse couche). Je donnerai plus loin les raisons qui m'ont paru justifier et cette non prise en considération, et un *essai de plan pour les observations futures permettant des statistiques valables*.

J'ai placé au chapitre diagnostic les éléments qui me semblent permettre de reconnaître cliniquement l'existence antérieure de la blennorrhagie, dont la fréquence est extrême pour quiconque essaye de la rechercher. — Pour conclure je crois pouvoir dire qu'elle m'a paru être à la salpingite, ce que l'infection commune de la période puerpérale est aux différentes formes de la paramétrite. — La grossesse et l'accouchement ultérieurs réveilleront le mal endormi, déchireront un abcès enkysté quelle qu'en soit l'origine ; mais il est bien évident qu'à l'heure actuelle tandis que nous sommes armés pour combattre l'infection commune, nous sommes beaucoup moins puissants contre l'infection blennorrhagique, ainsi que le démontrent les ophtalmies des nouveau-nés qui survivent à la disparition de la vieille fièvre puerpérale.

Tuberculose. — Il est d'autres causes déterminantes des salpingites, cependant. L'une des plus intéressantes est la tuberculose :

En collationnant les renseignements fournis par les auteurs pour la bactériologie des salpingites, nous avons vu la remarquable similitude de marche du bacille de Koch, et du diplocoque de Neisser. La clinique avait noté ce fait depuis longtemps chez l'homme : de l'assertion de Ricord (1) « quand il y a des tubercules quelque part dans « l'appareil génito-urinaire de l'homme, il y en a généralement dans « l'épididyme », on peut rapprocher ce que disent à l'unanimité les maîtres de la gynécologie actuelle, « la tuberculose de la trompe accompagne presque toujours et semble précéder souvent les autres tuberculoses génitales de la femme ». Quand nous aurons rapproché

(1) Dans laquelle j'intercale le mot « généralement ».

C.5

de la pelvi-péritonite tuberculeuse de la femme, la vaginalite tuberculeuse de l'homme, nous pourrons sans trop de hardiesse comparer la marche de la blennorrhagie dans l'un et l'autre sexe, à la marche du tubercule.

Enfin si la vaginalite développée autour de l'épididymite blennorrhagique laisse peut-être des traces moins graves, des adhérences moins complètes que la pelvi-péritonite péri-salpingienne (et encore est-ce douteux puisque nous ne connaissons que les cas graves), il est permis de conclure avec M. Richet (1) que probablement dans nombre de cas la blennorrhagie est la raison de la localisation génito-urinaire de la tuberculose chez un sujet en puissance de bacille. Je n'ai d'ailleurs trouvé aucun fait bien net en faveur de ce dire.

Dans le précédent parallèle entre les sexes il y a un défaut, l'épididymite B. ne suppure pas, tandis que la salpingite B. suppure souvent. C'est là le véritable argument en faveur des infections mixtes, et il paraît devoir être pris en grande considération.

Syphilis. — Le rôle de la syphilis dans la genèse des salpingites est entièrement à déterminer, et je la rapprocherai volontiers de l'action des maladies générales : il semble que les unes et les autres déterminent d'abord un processus ovarien.

Affections chroniques de l'utérus. — Quand une affection chronique de l'utérus coexiste avec une salpingite, on devra, je crois, rechercher tout d'abord s'il n'y a pas d'autre cause d'infection, infection commune traumatique ou puerpérale, infection blennorrhagique, etc. (observ. 7, 11, 12).

Les observations 3 et 4 établissent par exemple qu'un kyste de l'ovaire peut coexister avec une endométrite blennorrhagique sans que les trompes soient lésées; d'autres faits, que la salpingite qui accompagne un petit fibrome est vraisemblablement le fait de la blennorrhagie; le fibrome a-t-il facilité l'extension, cela est possible mais non démontré. Du cancer je ne sais rien, n'ayant connaissance d'aucun fait où l'existence d'une autre cause d'infection soit nettement niée ou affirmée.

(1) Cité par Forgues (*Traité de chirurgie*, t. VII, p. 895). Quand il parle de l'action causale de la blennorrhagie sur la tuberculose urinaire de l'homme.

Ces faits auraient cependant une grande importance, et les suites funestes de l'extraction d'un polype utérin si elles étaient dues à l'infection strepto ou staphylococcique à la période pré-antiseptique, pour être plus rares désormais ne cesseront pas de menacer les opérées tant que par un examen attentif des annexes autant que par une exploration complète, les opérateurs ne seront pas mis à même de lutter contre l'infection gonococcique antérieure, latente ou non.

Un dernier point reste à examiner : en dehors des faits plus ou moins rares précités, y a-t-il à la suite de la blennorrhagie une salpingite, ou des salpingites?

La salpingite est *une*. Elle commence (Doléris) au simple gonflement avec léger suintement séreux, état susceptible de guérison peut-être, mais qui aboutit généralement, en l'absence de toute action *réchauffante* (1), à l'enkystement d'un peu de cette sérosité (hydro-salpinx) parfois sanguinolente (hémato-salpinx en dehors de la grossesse tubaire), tandis que si quelque action irritante survient on observera la salpingite purulente, enkystée (pyo-salpinx) ou non. Virulence moindre, virulence plus grande : en cela est toute la différence.

Ainsi sans doute la salpingite est réellement bilatérale le plus souvent comme le veut L. Tait ; lésion avancée, active d'un côté, lésion modérée latente de l'autre. Le gynécologue anglais a d'ailleurs fourni tant de faits à l'appui de son dire, qu'il a fallu la crainte de l'hystérectomie *aveugle* pour amener une réaction contre la double castration *systématique* par la voie abdominale.

3° Pelvi-péritonites

L'inflammation du péritoine pelvien autour des lésions annexielles, est la véritable cause de la confusion des processus infectieux génitaux de la femme. Sous la forme de néo-membranes, d'adhérences, c'est la pelvi-péritonite qui est l'agent matériel de l'extension du mal de la trompe à l'ovaire et réciproquement. Ce sont ces mêmes adhérences qui troubleront mécaniquement l'évolution de l'ovule fécondé déterminant ainsi la grossesse ectopique et l'hématocèle consécutive.

S'il existe un enkystement de sérosité, de sang, de pus, l'inflamma-

(1) Doléris. *Société de biologie*, décembre 1889.

tion du péritoine pelvien préparera l'ouverture de la collection, en usant comme l'a montré Delbet la paroi du kyste. Si une grossesse intervient les adhérences solides qui immobilisent les annexes, troublent l'évolution utérine et provoquent la fausse couche avec le danger des répercussions congestives, tandis qu'au moment de l'accouchement ces mêmes adhérences résistant au brusque changement des rapports des organes pelviens, déchireront directement la paroi d'un abcès.

Tel me paraît être le schéma qui remplace à l'heure actuelle le rôle bienfaisant attribué naguère à l'inflammation péri-génitale. L'effort de la nature prévoyante qui voulait prévenir l'invasion du grand péritoine et enkystait d'avance l'hématocèle et l'abcès pelvien est en réalité une forme du mal, et une cause des complications.

Telle me paraît être la pelvi-péritonite résidu anatomique de chacune des poussées douloureuses de l'annexite antécédente et facilement cause d'autres poussées douloureuses fébriles ou non.

J'ai énuméré trop longuement les causes occasionnelles de l'extension des processus inflammatoires utérins dans les chapitres précédents pour avoir à y revenir ici. Je me bornerai donc à l'étude de ce que nous savons des modes, des formes des accidents péritonitiques.

Cependant je dois rappeler que s'il y a une relation matérielle directe entre la lésion préexistante, et la lésion conséquente, un autre élément doit intervenir qui joue probablement le principal rôle dans la détermination de la gravité de cette lésion conséquente. Cet élément, nous savons mal l'apprécier, nous ne connaissons de ses étapes que quelques points : c'est la virulence des micro-organismes de la lésion première.

Cette réserve faite, quelles sont les lésions du péritoine pelvien consécutives aux maladies inflammatoires de l'appareil utéro-tubo-ovarien ?

On peut distinguer les productions membraneuses d'une part, et les épanchements d'autre part.

Les fausses membranes pelviennes ne méritent pas ce nom, ce ne sont pas des exsudats seulement. Ce sont des cicatrices, puisque M. Delbet établit que la lésion débute par la chute de l'épithélium pavimenteux en plaques plus ou moins larges, que délimite facilement le nitrate d'argent. On conçoit ainsi facilement, la production de tissu conjonctif sous forme de véritables membranes, nouvelles il est vrai, mais non pas fausses ; on conçoit aussi que deux parties ainsi dénudées puissent adhérer entre elles si elles restent en contact quelque temps.

Si d'une part il est vraisemblable qu'au niveau du Douglas le péritoine enflammé procède comme en tout autre point de sa surface, et laisse suinter une sérosité quelconque ; si d'autre part tandis qu'il n'est pas anatomiquement admissible que la sérosité d'une ascite quelconque vienne se collecter de préférence entre l'utérus et le rectum, il est au contraire certain que la sérosité née en ce point s'y collecte de préférence et en raison de sa faible abondance sépare en bas les surfaces qu'elle ne sépare pas en haut ; ne semble-t-il pas que ces notions expliquent suffisamment le siège des adhérences au niveau du bord supérieur de l'utérus plutôt que sur sa face postérieure et, l'épiploon et l'intestin intervenant ou non, la transformation du cul-de-sac rétro-utérin en cavité close.

Je n'ai émis cette hypothèse (1) qu'en raison des explications données par les auteurs, explications qui toutes sont hypothétiques. Je n'y attache bien entendu aucune importance, mais si cette théorie s'applique plausiblement aussi bien à une collection purulente ou sanguine qu'à une collection séreuse, pourvu que l'écoulement du sang, la formation de la sérosité ou du pus soit suffisamment lente, elle paraît aussi pouvoir remplacer l'explication classique de l'issue des uns ou des autres dans une ou plusieurs cavités préformées. Il n'y a en effet qu'à étendre l'hypothèse et admettre à côté de la première cavité formée, la formation d'une seconde, d'une troisième, etc., sans que la nature de l'une implique similitude des autres, kyste purulent, kyste séreux, kyste sanguin pouvant se superposer dans un ordre quelconque anatomiquement, mais qui doit être réglé par la virulence ou la nature des microcoques intervenants.

On conçoit ainsi très bien qu'il n'y ait aucune limite anatomique entre les différentes pelvi-péritonites, appelées suivant leur siège et leur nature, *périsalpingite, périovarite, périmétrite* ou *abcès pelvien*, par les auteurs les plus récents.

(1) Cette théorie est une traduction libre de celle de SINCLAIR : *Gonorrhoeal Infection in Women.* London, 1888.

Cette distinction, si elle a une raison d'être quand elle oppose le processus adhérences, néo-membranes, au processus abcès, mérite-t-elle d'être conservée en ce qui concerne le siège exact, mais essentiellement actuel, momentané des petites lésions. Je ne le crois pas, puisqu'il n'y a qu'à attendre pour voir la périovarite entraîner et la périsalpingite et la salpingite elle-même, etc.

On emploie aussi, et j'ai employé fréquemment le terme périmétrite, lésions péritonéales pelviennes, par opposition au terme paramétrite, lymphangites et lésions du tissu cellulaire para-utérin. L'usage consacrera-t-il ces termes, quand l'anatomie pathologique établit déjà que les deux processus n'ont pas de limite fixe? Ainsi la forme ovarite des accidents dits puerpéraux (infection commune), entraîne la formation d'une périovarite voie ou moyen d'une salpingite secondaire, tandis que le phlegmon du ligament large laisse intact (Delbet) le péritoine pelvien ; de même un abcès pelvien s'ouvrira aussi bien dans les organes creux voisins, dans le tissu cellulaire pelvien, que dans la grande cavité péritonéale.

Existe-t-il quelques différences entre les retentissements péritonéaux des deux grands modes inflammatoires génitaux. Il semble que la bactériologie tende à nous donner des indications à cet égard : Widal (1) a trouvé le streptocoque pyogène dans des péritonites purulentes généralisées, tandis que Céppi (2) a trouvé (une seule fois à la vérité) le gonocoque dans une pelvi-péritonite.

Le gonocoque doit vivre difficilement sur l'endothélium péritonéal; il procédera donc par une action lente (en dehors de l'éclatement brusque d'un pyosalpinx) éminemment propre à l'enkystement de la lésion, tandis que les cocci pyogènes trouvent là un lieu de culture favorable et procéderont par une suppuration abondante qui envahira rapidement toute la cavité abdominale (on sait en effet combien est souvent précaire et passagère la protection de la séreuse dans les cas de péritonites localisées quelconques).

La forme bénigne, sourde de la pelvi-péritonite semble être extrêmement fréquente : Winckel a trouvé des adhérences pelviennes dans 33 0/0 des autopsies de cadavres quelconques; Kemarski dit 42 0/0,

(1) Thèse de Paris, 1889, p. 31 (Cité par Delbet, p. 137).
(2) *Revue de la Suisse Romande*, t. VIII, p. 291, 1897.

Aran 55 0/0 et West 70 0/0 (1). Différences sans doute de temps, de lieux et peut-être de milieu.

Avenir des malades.

L'infection commune isolée procède souvent au delà de la métrite par des phénomènes locaux unilatéraux : si la malade ne succombe pas rapidement aux accidents généraux ou tardivement à la fièvre hectique, elle peut guérir complétement et conserver sa fécondité, accoucher même sans accidents nouveaux, pourvu qu'elle ait vidé ses collections purulentes, et ne conserve pas de ses accidents dits puerpéraux un abcès de l'ovaire ou un abcès intra-pariétal de la trompe; mais ces localisations sont rares.

Guérie au contraire d'une poussée aiguë de pelvi-péritonite ou de salpingite, par le repos, par des soins de propreté locaux, la femme victime du processus blennorrhagique reste exposée à des accidents nouveaux de deux origines : *réinfection* dans les circonstances qui favorisent la pullulation des gonocoques, soit à chaque fois qu'interviendra une des nombreuses causes de congestion de l'appareil génital qui ont été énumérées plus haut; *troubles dans l'accomplissement de tous les actes destinés à assurer la reproduction de l'espèce.*

Nous avons vu avec M. Doléris qu'un traitement suffisamment énergique et prolongé de la muqueuse utérine pourrait souvent débarrasser la malade de la gonococcose rebelle et la mettre sans doute à l'abri des accidents dus à la réinfection; mais ce traitement ne peut rien contre la pelvi-péritonite à aucun degré, et pour peu qu'il n'ait été installé qu'après quelques poussées aiguës, il laissera derrière lui une femme privée de sa puissance génitrice (ce que n'avait pas prévu Malthus) et de ses fonctions sexuelles.

Le coït sera douloureux, dyspareunie de Barnes ; si quelque déviation utérine ne s'oppose pas à la pénétration des spermatozoïdes, si la muqueuse guérie les conduit jusqu'à une trompe restée perméable, si même l'ovaire libre encore en quelque point de sa surface leur présente un ovule, la clinique nous apprend que trop souvent celui-ci après fécondation sera retenu en quelque lieu anormal, la trompe bri-

(1) Tous cités par DELBET.

dée ou déviée par quelque adhérence, et ce sera la grossesse ectopique, l'hémato-salpinx ou l'hématocèle pelvienne;

Si l'ovaire est emprisonné dans les néo-membranes, ce sera il est vrai la stérilité, mais ce sera aussi la sclérose sous l'action de la congestion menstruelle persistante, et avec la dégénérescence scléro-kystique les douleurs ovariennes intolérables, la série des accidents nerveux et réflexes.

La trompe oblitérée assure aussi la stérilité, mais elle reste malade; le pus ou la sérosité qui s'y accumulent constituent un danger constant. Le drainage en est impossible et l'ablation s'impose.

Ce n'est donc pas absolument sans raison que Nöggerath fait de la blennorrhagie de la femme une affection incurable, et que Veit (1) considère la périmétrite comme une *affection chronique qui débute insidieusement* et qui, après une longue évolution interrompue parfois par des poussées aiguës, finit par conduire les malades à un véritable état de cachexie. C'est à tort d'ailleurs qu'il appelle cette cachexie la cachexie blennorrhagique; elle prend en effet deux formes qui appartiennent à nombre d'autres états morbides : la cachexie des affections douloureuses et la cachexie des lésions suppuratives.

Price (2) remarque au contraire de Veit que les femmes atteintes de salpingites sont généralement en bonne santé, douées d'embonpoint et d'apparence robuste; elle ont eu souvent une grossesse, mais une seule. Tous les chirurgiens connaissent aujourd'hui la raison de cette contradiction qui n'est qu'apparente : les femmes cachectiques de Veit sont pauvres et forcées au travail, ou bien sans y être forcées sont assez courageuses, plus exactement assez dures comme elles disent, pour braver leurs souffrances; les malades grasses de Price appartiennent à la classe aisée, rarement à celle des paresseuses, et ont pu profiter (s'il est permis d'employer ce mot) de la nécessité du repos continuel pour s'entretenir dans une bonne santé apparente, dans un embonpoint que souvent elles ne connaissaient pas avant le début de la maladie.

Le repos toutefois ne convient pas à toutes, et c'est souvent cette immobilisation imposée par la souffrance à la moindre fatigue, au

(1) VEIT. Ueber Perimetritis. In *Samml. Klinisch. Vörtrag* von R. v. Volkmann, n° 271, 1886.

(2) PRICE *Am. J. of Obst.*, 1887, p. 186.

moindre mouvement qui pousse la patiente à désirer une intervention active.

Dans d'autres cas, le repos ne suffit pas à assurer le calme; cela s'observe souvent quand les poussées douloureuses coïncident (avant, pendant ou après) avec les périodes menstruelles. Cette pseudo-dysménorrhée, qui peut d'ailleurs être compliquée de dysménorrhée vraie, exige le bistouri ou la seringue de Pravaz. Qui hésitera désormais ?

Les données bactériologiques et cliniques reproduites plus haut semblent établir que s'il est encore d'autres causes de suppurations pelviennes, l'infection gonococcique est à la base de la plupart, mais sous un mode particulier moins bruyant et plus dangereux: plus dangereux en ce sens que les lésions sont doubles. Les altérations des deux trompes sont inégales, il est vrai, mais telles trop souvent que la moins malade aujourd'hui sera la plus malade demain ; telles même (nous pouvons bien étendre à l'oviducte ce qui est vrai de par la bactériologie, comme de par la clinique pour le museau de tanche) qu'une trompe considérée comme saine, trouvée saine au moment d'une première intervention, en nécessitera bientôt une seconde. C'est le dire de Tait au nom de la clinique, et s'il a dû s'arrêter, abandonner la castration double systématique en présence de quelques faits de grossesse après l'hémicastration pour des lésions suppurées, n'est-ce pas tout simplement parce qu'il n'a pas su ou pu distinguer l'*oophoro-salpingite* (1) de l'infection commune presque toujours unilatérale, de la *tubo-ovarite* blennorrhagique?

On peut même aller plus loin et se demander si l'examen bactériologique de la muqueuse de ces trompes saines, victimes innocentes du « prurigo-secandi », n'eût pas montré la présence du gonocoque qui disparaît si rapidement dès que l'épithélium est atteint, dès surtout que les exsudats s'accumulent et s'enkystent. Ce n'est pas là une simple vue de l'esprit, puisque c'est dans la trompe la moins malade que Steemann et Orthmann ont trouvé le microbe.

Et maintenant donnons un gros argument. Dans la pratique hospitalière, dans la grande majorité des cas, les patientes ne peuvent consacrer à leur guérison les mois, les années nécessaires; elles n'ont

(1) Je prie qu'on veuille bien noter que ces deux termes peuvent être ou ne pas être synonymes. Synonymie quant à la lésion, différence très nette quant à la marche.

ni le temps, ni les médicaments, ni les appareils nécessaires à la cure de leur endométrite.

Et cette guérison les laissera ou stériles ou exposées à la fausse couche comme à la grossesse tubaire pour peu qu'elles n'aient pas été soignées dès le début de l'infection blennorrhagique.

. Que feront-elles donc de leur utérus? Pourquoi le leur laisser, sinon pour qu'elles aient encore des poussées d'endométrite, des pertes blanches, des souffrances et l'impossibilité de travailler régulièrement.

S'il est vrai que l'utérus soit physiologiquement fonction de l'ovaire, pourquoi conserver, après la double castration abdominale, cet organe inutile? Mais pourquoi le conserver surtout quand il est malade certainement, quand nous savons pertinemment qu'après des mois et des années de guérison apparente sa muqueuse porte encore l'agent du mal, comme l'a démontré Nöggerath? En un mot, on doit supprimer l'utérus inutile, parce qu'il est certainement malade toutes les fois que l'annexite est blennorrhagique.

C'est là une justification de l'hystérectomie et ce n'est pas la seule.

C'est là aussi la raison d'être de ce modeste travail, et de la part qui y est donnée au diagnostic de la blennorrhagie.

CHAPITRE IV

Renseignements fournis par l'exploration. Signes physiques.

Je n'ai en aucune façon la prétention de décrire quelque signe pathognomique des annexites ou de l'une d'elles. Je n'ai pas non plus celle d'exposer toutes les sensations qu'elles donnent.

Il y a cependant ici une œuvre à faire, mais si je veux plus tard essayer de l'esquisser (au chapitre diagnostic), je ne possède ni l'expérience, ni les documents nombreux nécessaires : le groupement de ces signes fournira sans doute quelques données nouvelles plus tard, et la conséquence de ce groupement systématique sera sans doute le facile diagnostic des annexites entre elles.

En réalité, donc, le présent chapitre, d'ailleurs nécessaire à l'exposition du sujet, n'est que le commentaire de la partie de la feuille d'observation relative aux renseignements fournis par les différents modes d'exploration.

La vue donne quelques renseignements immédiats : forme et volume de l'abdomen, état de la paroi, flaccidité, cicatrices, etc.

Mais surtout elle renseigne d'emblée sur un point des plus importants, l'état général de la malade, et peut faire prévoir que l'exploration sera difficile ou facile.

Moyens d'exploration et difficultés.

1er Cas. — Il s'agit d'une femme *maigre* avec une paroi abdominale relâchée et dépressible, un *vagin large* ; elle ne souffre pas trop ou supporte courageusement la douleur : l'examen sera facile ; la main qui pratiquera le *palper abdominal* viendra facilement au contact des doigts qui pratiquent le *toucher vaginal* ou *rectal*.

2e Cas. — Il s'agit au contraire d'une femme en plein *embonpoint*, dont la paroi abdominale est tendue, dont le *vagin étroit* n'admet que difficilement les doigts explorateurs ; elle souffre beaucoup et supporte mal la douleur : l'examen sera difficile ; les perceptions resteront vagues et il faudra répéter l'examen sous le *chloroforme*, toujours indiqué en pareil cas.

3ᵉ CAS. — Entre ces deux extrêmes on rencontre toutes les combinaisons, seule la paroi abdominale reste tendue, ou bien l'obstacle est seulement vaginal, ou bien la douleur au moindre contact est telle que toute exploration est impossible ; mais de deux choses l'une, ou bien l'examen sera concluant, ou bien il ne le sera pas. *S'il n'est pas concluant on devra toujours recourir à l'anesthésie* ; à la rigueur au dernier moment immédiatement avant l'opération, mais cette conduite n'est guère justifiée que lorsqu'il y a urgence absolue. Dans tous les autres cas il est préférable d'anesthésier deux fois.

Il ne faut pas oublier, qu'il est d'observation constante que deux explorations successives avec et sans anesthésie donnent presque toujours des sensations différentes dans ces cas douteux.

J'ai nommé le *palper abdominal*, qui est toujours combiné au *toucher vaginal*, et quelquefois (chez les vierges où c'est une nécessité), au *toucher rectal*, et le *chloroforme*. Tous les auteurs sont d'accord sur l'emploi des uns et des autres ; ces moyens d'exploration renseignant tous sur l'état actuel. Mais il en est deux autres, souvent négligés, parfois systématiquement repoussés, l'usage du *spéculum* et l'*exploration visuelle de la vulve* qui fournissent cependant des renseignements matériels, des signes physiques de nature à confirmer ou controuver ce qu'on sait par l'interrogatoire de la patiente.

J'expose plus loin les signes ainsi perceptibles et l'importance de quelques-uns.

Mais je dois laisser une place ici à trois autres modes d'exploration : 1° la ponction exploratrice ; 2° la laparotomie exploratrice ; 3° l'incision vaginale exploratrice. Je ne veux pas y revenir autrement, leur ayant consacré plus loin un chapitre à part ; cependant je crois devoir insister ici sur l'ordre de leur emploi dans les cas les plus *fréquents*, c'est-à-dire quand il existe une collection liquide sur la nature de laquelle on n'est pas suffisamment éclairé.

J'ai évidemment sur ce point une idée directrice, je me suis fait un repère de la notion « virulence du liquide collecté ».

Mais je donne à cette notion la signification exactement limitée que voici : renseignement de nature à modifier le mode d'intervention, et à faire, d'emblée, renoncer à une laparotomie exploratrice, opération plus grave actuellement, plus grave consécutivement que la ponction telle que nous la décrivons.

Je reviens aux renseignements fournis par la vue. Je les place ici avant les autres, mais c'est un ordre absolument théorique, dans la réalité clinique l'exploration visuelle n'est complétée qu'au moment où l'on va placer le spéculum.

La région périvulvaire présente parfois des lésions de grattage, des excoriations, des éruptions diverses, une teinte plus ou moins rouge, indices du *prurigo vulvaire* qui est lui-même fonction d'un écoulement vaginal constant et de soins de propreté insuffisants.

La *vulve* présente une muqueuse plus ou moins irritée, rouge, excoriée dans les mêmes circonstances.

La teinte violacée de la grossesse pourra être un renseignement précieux.

Le méat urinaire peut présenter une teinte rouge, et un suintement muqueux ou muco-purulent exagéré par une pression antéro-postérieure sur le trajet de l'urèthre caractéristique de la blennorrhagie uréthrale.

La pression sur le trajet de l'urèthre peut être douloureuse dans la même affection.

Au niveau des *glandes de Bartholin* on recherchera la macule gonorrhéique de Sænger à défaut de la cicatrice (rare) ou de l'existence d'un abcès actuel de l'une ou l'autre de ce ces glandes.

Les *condylomes* ne sauraient être décrits ici. Rappelons qu'ils peuvent acquérir une importance telle qu'ils nécessitent par eux-mêmes une intervention.

Rappelons encore qu'un clinicien prudent aura rapidement exploré les *ganglions inguinaux*, et ne laissera pas inaperçue une *ulcération vulvaire* toujours suspecte.

Enfin en entr'ouvrant la vulve on notera l'existence d'une *cystocèle* ou d'une rectocèle vaginale, parfois d'un prolapsus utérin.

Le *spéculum* montrera l'état de la muqueuse du vagin et établira l'origine vaginale ou utérine des sécrétions morbides, quelquefois l'existence d'une fistule purulente.

Les *pertes*, dites a tort blanches, varient du tout au tout dans leur aspect : *mucus transparent* normal un peu abondant, *mucus louche* ou franchement *purulent*, plus ou moins *jaune verdâtre* ou *sanguinolent* qu'on voit sourdre du col spontanément ou par la pression des valves du spéculum.

La *muqueuse du col* violette pendant la grossesse, est d'un rouge vif quand elle est le siège d'un processus gonorrhéique un peu aigu.

Les *ulcérations du col* appartiennent à l'infection commune à toutes les plaies, à la malpropreté; tandis que Sænger fait avec raison de l'absence d'ulcération cervicale, quand il existe un écoulement utérin abondant, un signe précieux d'endométrite blennorrhagique. Mais il faut bien se rappeler qu'une endométrite blennorrhagique ne met nullement à l'abri des autres infections de l'utérus. M. Pozzi insiste à plusieurs reprises sur ces infections mixtes.

L'état de l'orifice lui-même pourra révéler un accouchement dissimulé; les déchirures nombreuses ne sauraient d'ailleurs mieux retenir les agents infectieux que les replis et anfractuosités de la muqueuse normale, et n'ont en conséquence qu'une importance très relative.

La blennorrhagie ancienne est-elle la cause habituelle des *granulations* si fréquentes de la muqueuse cervicale? Cela n'est pas démontré, et d'ailleurs ne saurait avoir aucune importance, cette *muqueuse* pouvant paraître absolument *saine* alors qu'elle est le siège d'une gonorrhée indiscutable, démontrable par l'examen bactériologique.

Le col peut présenter la trace d'une blessure récente due à une tentative d'avortement.

Le spéculum placé, il faut en profiter pour pratiquer l'hystérométrie toutes les fois qu'on n'aura pas à craindre un début de grossesse.

L'*hystéromètre* renseignera sur la perméabilité du col (*sténose* cause de dysménorrhée), sur la dilatation de la cavité (métrite ancienne, faible accroissement de 8 à 9 c. 1/2 ; grandes dimensions, fibromyómes), sur la *direction* de l'utérus qu'on pourra parfois ne différencier que par ce procédé d'une tumeur à lui accolée. On ne doit pas oublier toutefois que dans les mains des praticiens les plus soigneux l'hystérométrie peut devenir l'occasion d'une auto-infection en portant dans une cavité utérine mal drainée, les germes morbides recueillis dans un col enflammé.

Avant d'aborder le toucher, il faut rappeler que l'examen doit autant que possible être précédé de l'administration d'un grand lavement et, si cela ne suffit pas pour amener une évacuation intestinale sérieuse, de l'administration d'un purgatif léger.

Le *toucher vaginal* isolé ne fournit que peu de renseignements : il fera connaître cependant un *abaissement* de l'utérus, les différentes sensations de résistance du col, le degré de *mobilité de l'utérus*, l'état de *souplesse des culs-de-sac* du vagin, *l'étroitesse du vagin.*

Je ne retiendrai que ces trois derniers signes : les doigts explorateurs perçoivent très nettement l'immobilité totale ou partielle de l'utérus ; signe des plus importants mais qui doit toujours être vérifié sous le chloroforme : tel utérus complètement immobile qui semble défier l'hystérectomiste acquiert pendant l'anesthésie une mobilité tout à fait imprévue. On ne doit pas, cependant, en n'examinant la malade qu'endormie, se priver de cet autre renseignement, la *douleur* provoquée soit par le simple contact, soit par les mouvements imprimés à l'organe.

Cette douleur est généralement localisée lors de l'exploration des culs-de-sac, mais on la provoque aussi par les mouvements de l'utérus en masse (signe de Gosselin) soit du côté où l'on appuie le corps, soit du côté dont on l'éloigne : autrement dit, douleur à la pression, douleur au tiraillement.

Je reviendrai tout à l'heure sur cette douleur provoquée.

Ce sont les doigts vaginaux qui dans les grandes suppurations pelviennes un peu anciennes perçoivent la sensation de *vagin de carton.*

L'*étroitesse du vagin* a été donnée à tort comme un obstacle à l'hystérectomie. J'ai eu le bonheur de voir mon maître, M. le Dʳ Péan, enlever par la voie vaginale un utérus énorme, chez une vierge, sans le secours d'aucun débridement vaginal. Il dut seulement ce jour-là pousser jusqu'au bout la méthode du morcellement, et nous montrer ainsi tout ce qu'on peut obtenir de l'emploi systématique de ce merveilleux procédé chirurgical.

A plus forte raison, grâce à l'anesthésie, un vagin étroit n'est-il que relativement un obstacle à l'exploration vaginale, obstacle moins important que la résistance de la paroi à la dépression.

Le *toucher rectal* supplée mal, même chez les vierges, le toucher vaginal. Il fournit pourtant deux renseignements précieux: la présence de matières durcies qu'on a pu prendre pour des tumeurs péri-utérines, et l'existence d'une cause mécanique de la constipation et de la compression du rectum.

Le palper abdominal, la percussion, délimiteront une tumeur volumineuse s'ils sont employés seuls. Ils montreront: le *ballonnement* dû au tympanisme ; la *rigidité de la paroi* qui ne serait qu'une posture de défense des muscles abdominaux et serait comparable à l'immobilisation d'une articulation malade par la contracture des muscles voisins; le *plastron abdominal* attribué par M. Terrillon à des adhérences péritonéales.

Le palper abdominal dira surtout si l'exploration définitive sera facile ou difficile.

C'est en effet la combinaison du *palper* et du *toucher* qui est le grand moyen d'exploration de l'utérus et des annexes : On fera, dit M. Pozzi (1), cette exploration en se conformant aux excellents préceptes de Schlutze (2). Pour l'examen du côté droit on introduit l'index et le médius de la main droite dans le vagin, la main gauche étant placée sur l'abdomen; pour l'ovaire gauche c'est l'inverse. La malade est couchée sur le dos, ses genoux sont relevés et ses cuisses placées dans la rotation en dehors. Les muscles psoas sont ainsi tendus. On doit suivre comme point de repère le bord interne de ces muscles jusqu'au détroit supérieur, et diriger alors l'exploration un peu plus en dedans, vers les cornes de l'utérus. On y rencontre une petite tumeur ovoïde, normalement de la grosseur d'une amande, qu'on saisit entre les deux mains. Une lésion des annexes ne peut guère échapper à une exploration bien conduite suivant ces règles, durant l'anesthésie.

Cependant, hors les cas aigus où la souffrance rend toute exploration impossible, et même dangereuse, cette exploration devra avoir été faite en dehors de l'anesthésie, rappelons-le.

Le contact d'un ovaire ou d'une trompe malade, d'une pelvi-péritonite, provoque en effet une douleur vive, précise, accusée par un cri et un mouvement de défense caractéristiques. Cette douleur aiguë, intense ne ressemble pas à la sensibilité de l'ovaire. La malade

---

(1) *Gynécologie*, p. 653.
(2) B. S. SCHULTZE. Z. Kenntniss v. d. Lage d. Eingew., etc. *Arch. f. Gynæcol.*, 1876, Bd. IX, p. 262.

défend son ovarite activement, par un mouvement qui pour être ins-
tinctif n'en est pas moins précis, et ne ressemble en rien aux mouvements plus ou moins désordonnés provoqués dans l'ovarie. Mais
cette douleur peut manquer complétement, ainsi que l'établissent de
nombreuses observations, et cela même dans le cas de pyo-salpinx
avéré. Je citerai entre autres les observations de M. Delbet.

Avec chloroforme, seulement quand la paroi abdominale fait obstacle, sans chloroforme dans les cas favorables, le clinicien arrive à
se rendre compte assez exactement de la nature, de la forme, des
dimensions et des connexions des organes pelviens et des productions
morbides circonvoisines.

On reconnaîtra successivement l'utérus normal, augmenté de
volume, dévié, fléchi, élevé ou abaissé, mobile ou immobile.

On ne sentira pas une trompe normale ou peu malade, tandis qu'on
trouvera presque toujours l'ovaire que l'explorateur devra s'habituer
à rechercher et reconnaître. Normal ou presque, qu'il occupe sa place
ou qu'il soit prolabé dans un cul-de-sac péritonéal, il n'échappe guère
que lorsque de grosses lésions le masquent.

Quand il est déplacé, un effort de réduction sans résultat fera prévoir
des adhérences.

S'il existe une tumeur, on en cherchera les limites, le contour, le
point d'insertion, la mobilité. Mais il faut se méfier des préventions
dues à la connaissance des antécédents ; positifs ils tendront à faire
prendre par exemple un petit kyste du ligament large, pour une
salpingite (obs. 3), etc. ; oubliés ou dissimulés, ils causeront l'erreur
inverse.

L'élasticité de la tumeur est souvent la forme réelle de la *fluctuation*.
On conçoit facilement que, même pendant l'anesthésie, il soit difficile
de produire le flot des collections liquides. Cependant c'est très souvent
à coup sûr que les maîtres de la clinique interprètent les sensations
perçues lors de l'exploration et annoncent qu'il s'agit d'une collection
liquide. L'œdème péri-inflammatoire des poussées aiguës peut cependant, jusqu'à un certain point, masquer une collection enkystée, et
c'est un des nombreux exemples qui justifient les explorations
répétées.

Il est en effet un point très intéressant incomplétement étudié
jusqu'à ce jour et qui fournira plus tard des éléments diagnostiques

C.   6

importants : *c'est la marche des signes physiques.* Les renseignements recueillis au cours d'explorations successives, particulièrement
en variant les dates par rapport, soit à la crise menstruelle, soit aux
poussées aiguës lorsqu'elles existent, méritent en effet d'attirer
l'attention. Il est par exemple telle ovarie qui au moment du flux
cataménial, est compliquée d'une congestion de l'ovaire de nature à
faire croire à l'existence d'une lésion volumineuse, alors que dans
l'intervalle des règles on aura beaucoup de peine à retrouver l'ovaire
revenu à son volume normal.

De quelques résultats de l'exploration au point de vue du diagnostic.

C'est très expressément que je n'intitule pas ce chapitre diagnostic
des annexites, quoique ce soit en réalité son objet. Mais je crois qu'il
ne m'appartient pas de présenter sous un titre général les quelques
considérations qui suivent ; elles ne représentent en effet que des cas
particuliers, et en petit nombre.

Encore n'ai-je dû tenter une systématisation qu'en vue de me permettre d'aborder plus tard sans réticences *le diagnostic appliqué* au
choix du mode d'intervention.

J'essayerai d'établir l'ordre dans lequel on doit rechercher :
1° l'existence de la lésion annexielle ; 2° l'unilatéralité ou la bilatéralité ; 3° la mobilité ; 4° la nature, la virulence des liquides enkystés.

Enfin je grouperai quelques renseignements qui conduisent à tel ou
tel diagnostic.

1° Le grand fauteur des erreurs de diagnostic, quand il s'agit de
rechercher *l'existence d'une annexite,* c'est l'élément douleur.

Rien n'est plus variable, en effet, que le rapport qui existe entre la
lésion cause et l'effet douleur. Si la douleur est fonction de la lésion
c'est ici, plus que partout, qu'il faut chercher d'autres facteurs déter-
minants de cette fonction.

Il est, nous l'avons déjà dit, des annexites suppurées sans retentissements douloureux, et il est des grandes névralgies pelviennes sans
lésions. Ce diagnostic négatif de l'ovarie, ovaralgie, névralgie pelvienne, devient, paraît-il, chaque jour plus pressant. On le comprend
d'ailleurs pour peu qu'on tienne compte, d'une part de l'impuissance

curative de la castration dans l'hystérie et dans les grandes névralgies pelviennes sans lésions, et d'autre part du danger nouveau
signalé à la Société médicale des hôpitaux : le délire opératoire actif,
prurigo secandi, se compliquant, ô suggestion, du délire opératoire
passif, la manie d'être opérée !

Le diagnostic repose-t-il ici, en réalité, sur la recherche des stigmates hystériques comme semble l'indiquer M. Pozzi ? évidemment
non ! Ne paraît-il pas tout simplement devoir être confié à une
exploration attentive pratiquée sous le chlorofome : — Examen négatif, certainement négatif, pas d'intervention. — Il y aura peut-être
lieu parfois de pratiquer une laparotomie exploratrice ? Si l'on peut
être appelé à simuler une intervention, c'est là de la thérapeutique
médicale, utile sans doute, mais tout à fait en dehors de la chirurgie (1).

Outre la douleur, le clinicien devra oublier momentanément, lors
de l'exploration, tous les antécédents, à moins qu'il ne lui ait été donné
de suivre au cours d'examens répétés le développement lent ou rapide
d'une tumeur.

Il n'est pas rare d'observer les phénomènes subjectifs précédents
avec l'appui d'antécédents très clairs confirmé par une localisation
exacte de la douleur à l'exploration, dans des cas où des signes
physiques manquent complètement.

Sans parler du syndrome utérin, commun à toutes les affections
de l'appareil génital de la femme, il ne faudra pas se laisser entraîner
par les manifestations aiguës, fébriles même, de la métrite douloureuse, accidents qui simulent jusqu'à un certain point la marche
d'une annexite proprement dite. A un autre point de vue une endométrite blennorrhagique peut venir compliquer une ovarie préexistante, un prolapsus de l'ovaire, une névralgie pelvienne.

C'est donc sur les seuls signes fournis par l'exploration qu'est
assis le diagnostic de l'existence d'une lésion des annexes. Exactement, c'est la tuméfaction perçue entre la main abdominale et les
doigts vaginaux qui constitue l'indication clinique.

Enfin il y a doute sur plusieurs de ces points, ou bien quelque cir-

(1) Cette négation de l'importance de l'hystérie vient de ce fait, qu'elle peut parfaitement coïncider avec des lésions réelles.

constance particulière ne permet pas les recherches nécessaires, mais il est probable qu'il n'y a pas de pus et que la lésion est unilatérale.

Le diagnostic comporte alors une ressource suprême, la laparotomie exploratrice, qui devient immédiatement curative dans bien des cas.

2° La lésion est-elle unilatérale ou bilatérale?

Je rappelle que, d'après ce qui précède, le chirurgien sait :

S'il y a blennorrhagie antécédente ;

S'il y a eu des accidents puerpéraux avec ou sans blennorrhagie ;

S'il y a des probabilités de tuberculose ;

S'il y a eu récemment quelque maladie infectieuse grave.

Toutes indications qui n'ont, à la vérité, qu'une valeur relative, mais qu'on peut résumer ainsi, réservant absolument la tuberculose pour laquelle tout est à connaître ou presque tout :

a) Maladie infectieuse récente, fièvre puerpérale en dehors de la blennorrhagie, l'annexite est probablement unilatérale.

b) Blennorrhagie : les lésions sont probablement bilatérales, l'une des trompes pouvant être en état d'infection latente (obs. n°° 10 et 11).

La probabilité n'est pas la même dans le premier et dans le second cas. La bilatéralité réelle des salpingo-pelvi-péritonites blennorrhagiques est, rappelons-le, considérée par beaucoup de chirurgiens comme suffisamment certaine pour justifier la double castration, pour peu surtout qu'il y ait du pus d'un côté. Nous y reviendrons plus loin.

Mais l'exploration seule fera connaître la totalité des lésions dans bien des cas.

3° Les tumeurs sont-elles mobiles ? Ce qui dans la pratique se réduit réellement à cette question : y a-t-il des adhérences qui immobilisent une des lésions ?

Des poussées fréquentes de douleurs pelviennes, à l'occasion de causes connues ou inconnues feront soupçonner l'existence de néo-membranes péritoniques.

C'est toutefois à l'exploration encore, à l'exploration sous le chloroforme qu'on aura recours pour s'assurer de la réalité de l'immobilisation.

Nous ne répétons pas ici ce qui a été déjà dit de l'immobilité apparente, mais nous devons insister sur le danger qu'il y a à persévérer dans les efforts pour déplacer les lésions, en raison du déchirement possible d'un kyste purulent. Ce danger, considérable quand il s'agit de lésions récentes, est moins pressant quand la tumeur est ancienne : il est probable alors que les agents septiques ont perdu la plus grande partie de leur virulence, ainsi qu'on a pu le vérifier dans nombre de cas.

4° Cette question de la virulence peut être tranchée facilement dans quelques cas : quand il y a eu récemment quelques poussées fébriles bien nettes, la lésion causale peut être considérée comme en pleine activité ; quand au contraire la marche lente des accidents, un tableau symptomatique régulièrement progressif reçoivent de l'exploration la confirmation de l'*aspect* caractéristique d'un petit kyste de l'ovaire, d'un fibrome sous-péritonéal, même kystique, on pourra prévoir qu'il n'y a pas là d'agents septiques.

Mais l'on hésite ; il y a là une tumeur molle contenant un liquide c'est certain, mais quel liquide : kyste hydatique, kyste de l'ovaire, sérosité péritonéale, hydrosalpinx, sang, pus ?

Ce diagnostic mérite d'être fait. Ou, plus exactement, il importe de savoir s'il s'agit d'un liquide septique ou d'un liquide aseptique ? Je n'ai trouvé nulle part cette question ainsi posée, n'est-elle pas cependant celle qui répond le mieux aux hésitations actuelles ? La réponse ne peut d'ailleurs être fournie que par une manœuvre exploratrice que les auteurs réprouvent à l'envi. Je ne me croyais réellement pas si coupable en faisant pour la région pelvienne ce que j'avais appris à faire, et des maîtres les plus autorisés, pour la plèvre, le cerveau, le péricarde, voire même la vésicule biliaire, la rate, la fosse iliaque, la vessie et le foie, toutes régions dangereuses, propres à l'inoculation du pus. Le péritoine pelvien est-il donc réellement plus susceptible que le grand péritoine ? Non, il me semble évident dans l'espèce que la juste réprobation de la *ponction évacuatrice* a frappé injustement la *ponction exploratrice*.

D'ailleurs à cette question, le liquide est-il virulent, que répond la ponction ? Immédiatement non, si elle amène les liquides caractéristiques de kystes hydatiques, ovarien, parovarien, etc. Probablement oui, si elle amène du pus ; mais ici il faudra agir, même si une tentative de culture venait à dire non, comme si le pus était virulent, parce que nous savons combien est fréquente dans la région des annexes la superposition des enkystements inflammatoires de natures différentes ; une seule exception, la collection, unique, paraît bien limitée, elle est libre et n'a été depuis longtemps l'objet d'aucune manifestation aiguë.

La ponction a donné du sang ou de la sérosité. Il faut dans l'un et l'autre cas se méfier des apparences, et recourir comme pour le pus à des cultures, toutes les fois qu'il n'y a pas bilatéralité évidente des lésions.

Laparotomie, élytrotomie et ponction vaginale comme moyen de diagnostic.

Quelle que soit l'apparence de la discussion qui va suivre, je n'ai pu à aucun instant songer à contester la haute valeur curatrice de la laparotomie. Moins que tout autre, un interne de M. Péan aurait le droit de le faire.

L'aphorisme désormais célèbre de Gaillard Thomas : « *Quand il* « *existe un doute sur le diagnostic d'un néoplasme abdominal* « *donnant lieu à des troubles sérieux, ou sur un état morbide* « *indéterminé de la carité abdominale menaçant l'existence,* « *donnez au malade la chance d'une incision exploratrice* » (1) est au fond la réplique du temps à la note : « *Celui qui ouvrira ce ventre sera un assassin* » (2) que mettaient au-dessous du diagnostic kyste de l'ovaire, des grands chirurgiens comme Velpeau, Robert, Huguier, Richet.

Ces contradictions sont d'ailleurs plus apparentes que réelles. L'œuvre chirurgicale de Velpeau garde sa valeur, et, pour si vive qu'en fut la forme, le « pronostic » rapporté ci-dessus signifiait simplement qu'il était très dangereux d'ouvrir un ventre dans les conditions de lieu et d'outillage d'alors, tandis que l'affiche de Gaillard Thomas

---

(1) GAILLARD THOMAS. *Med. News Philadelphie*, décembre 1886, cité par Pozzi, *Gynéc.*, 2ᵉ édition, p. 659.

(2) PÉAN. Leçon d'adieu. *Bull. méd.*, 1892, p. 1353.

exprime que la même intervention est très peu dangereuse aujourd'hui.

Si peu, que le crime serait de ne pas ouvrir, selon L. Tait :

« L'expérience m'a enseigné que c'était un crime chirurgical de « laisser une malade descendre dans la tombe sans opération quand « celle-ci présente une chance de soulagement » (1).

M. Pozzi (2) rapporte et commente un autre aphorisme, de Louis celui-là, qui montre, semble-t-il, le vrai chemin :

« *Nombre de maladies qui font le désespoir de la médecine* « *guérissent très facilement par les secours de la chirurgie.* » « Ces paroles n'ont jamais trouvé (ajoute M. Pozzi) une démonstration « plus éclatante que pour les affections des trompes. Il y a quelques « années à peine, les femmes qui en étaient atteintes confiées à la « médecine expectante, étaient condamnées les unes à un état perpé- « tuel d'infirmité, les autres à une mort lente et douloureuse. *Actuel-* « *lement la chirurgie les guérit presque sûrement.* »

L'éloge de l'opération de Hégar (reprise et répandue par L. Tait) considérée au point de vue du diagnostic des affections abdominales obscures n'est plus à faire. La légitimité de cette intervention est établie pour tous les cas où la mort peut être considérée comme la terminaison certaine de l'affection, sans même que l'issue funeste soit prochaine. Légitime encore est l'acte chirurgical quand la médecine renonçant à guérir ne cherche plus qu'à calmer. Ce que dit (3) M. Bouilly pour le cas particulier des affections annexielles, peut s'étendre à tout l'abdomen, comme d'ailleurs à tout le corps humain ; je le traduirai ainsi : « la crainte de la morphine est la raison d'être de la chirurgie appliquée à la cure des affections douloureuses rebelles ». Cette vérité est d'un ordre absolument général ; mais si elle justifie *les tentatives*, elle ne peut légitimer une conduite régulière, — constante; et l'on devra dans chaque cas particulier peser l'ensemble des circonstances, se remémorer les résultats obtenus antérieurement, d'une part, et se demander, d'autre part, si l'on ne peut pas faire autrement.

C'est précisément le cas de la laparotomie exploratrice, quand on peut se trouver entraîné à une hystérectomie. Si l'exploration néces-

(1) Cité par Pozzi, *loc. cit.*
(2) *Loc. cit.*, p. 662.
(3) BOUILLY. *Loc. cit.*, 472.

site l'emploi du bistouri ne faudra-t-il pas de deux maux choisir le moindre ; par exemple en me plaçant au point de vue de M. Pozzi, l'hystérectomie quand la laparotomie est impuissante, l'hystérectomie *ultima ratio*, n'est-il pas tout indiqué de renoncer d'emblée à l'incision abdominale, *probablement insuffisante*, pour choisir la voie vaginale, qui permet de laisser ce qui ne peut être enlevé sans danger.

En un mot, est-il nécessaire d'avoir constaté que la laparotomie est impuissante, et ne doit-on pas se contenter de l'indication qu'elle pourrait être impuissante ? La réponse vient des faits eux-mêmes : une cicatrice, même de laparotomie exploratrice, est un inconvénient toujours, un danger souvent par l'éventration possible ; et si Lawson Tait déclare qu'il a toujours pu achever ses laparotomies et guérir les fistules consécutives, M. Pozzi se demande franchement comment cela peut être possible.

De ces considérations cependant, il ne faudrait en aucune façon conclure ni contre la laparotomie exploratrice en général, ni contre son application au diagnostic pré-opératoire des annexites.

On ne peut pas s'en passer à l'heure actuelle.

D'ailleurs le raisonnement se renverse facilement, et l'on peut en voir l'application dans maintes observations, où la voie abdominale fut adoptée par suite de la probabilité de son choix comme tracé définitif. Il faut bien répéter que M. Péan, qui jadis introduisit en France la laparotomie, non sans difficulté d'ailleurs, n'a pas cessé de pratiquer l'opération de Hégar-Tait chaque fois qu'il en trouve l'indication.

Pour conclure, je copie ce passage de l'article de M. Segond déjà cité (page 581).....

« ..... et j'accepte très bien qu'il faille donner la préférence à la
« laparotomie chaque fois qu'un diagnostic est douteux. Mais..... je
« n'accepte pas qu'en se basant sur les difficultés fréquentes du
« diagnostic on puisse penser comme le font, je crois, quelques
« chirurgiens, qu'il soit rationnel ou sage, de ne procéder à l'hysté-
« rectomie vaginale qu'après en avoir vérifié les indications par une
« laparotomie préliminaire. »

Mais ici se pose une question, n'est-il pas quelqu'autre moyen de diagnostic opératoire que la laparotomie? Je n'hésite pas à répondre positivement : ce moyen existe, et il renseigne précisément dans un cas douteux des plus intéressants ; la ponction exploratrice, en effet, nous dira s'il y a ou non un liquide virulent dans une collection pelvienne donnée, ainsi que nous le verrons plus loin.

Mais avant d'en aborder l'examen il faut voir ce qui est de l'élytro-tomie exploratrice.

Élytrotomie. — A titre de premier temps de l'hystérectomie dans le cas d'un diagnostic douteux, l'élytrotomie ou ouverture du cul-de-sac de Douglas vaut-elle une laparotomie exploratrice?

Oui et non, selon qu'on précisera ce qu'on entend par diagnostic douteux et par laparotomie exploratrice.

Me réservant d'y revenir plus tard, je vais momentanément donner un exemple :

Quand le diagnostic est douteux parce que les lésions sont trop petites, ou bien parce qu'on hésite entre un petit kyste de l'ovaire et une annexite inflammatoire, non adhérente et unilatérale, l'élytro-tomie ne vaut pas la laparotomie exploratrice.

Mais comme celle-ci doit être faite à travers une boutonnière de 5 cent., ce qui oblige le chirurgien à s'en remettre à ses doigts, et le prive du secours de ses yeux, tout l'avantage serait d'approcher un peu plus des organes malades que par la voie vaginale.

La laparotomie ne devra donc être préférée, en réalité, que parce qu'elle sera très probablement la voie opératoire définitive ; sauf aux partisans de l'élytrotomie à faire leurs preuves.

Il en serait tout autrement s'il s'agissait de lésions probablement suppurées, et certainement doubles. Mais là est le fond de la rivalité, et j'y reviendrai plus loin.

Ponction aspiratrice et ponction exploratrice par le vagin. — Un autre mode d'intervention est considéré, lui aussi, comme une simple manœuvre exploratrice par différents auteurs. C'est la ponc-tion aspiratrice par le vagin. Inconstante au point de vue thérapeu-tique, mérite-t-elle tout le mal qu'on en a dit au point de vue de l'exploration.

J'ai eu l'occasion de m'en servir à ce titre; pour les intéressants diagnostics qu'elle a permis de faire, je lui dois une mention. Comme je n'ai pas su trouver dans mes recherches son manuel opératoire, je me permettrai d'indiquer ici par le détail celui que j'ai suivi.

Cette exploration qui, au contraire de la laparotomie exploratrice, ne laisse pas de cicatrice, ne m'a paru avoir *aucun inconvénient même quand l'aiguille est entrée dans une poche purulente.*

On trouvera le détail de ces quelques ponctions dans les observations, où l'on peut voir que les renseignements fournis par cette manœuvre sont, au point de vue du diagnostic, aussi précieux que possibles. M. Terrillon d'ailleurs, d'accord en cela avec M. le professeur Le Dentu, avec Nitôt, avec M. Tenneson (thèse de Herval, 1867), accorde à la ponction *exploratrice* une innocuité certaine à la condition de prendre des précautions suffisantes.

Parmi les notions qu'on peut retirer de l'examen du liquide, je citerai les suivantes :

Liquide amniotique plus ou moins clair et transparent, contient de l'albumine, mais pas de paralbumine. Modifié par le cérumen, le méconium, l'issue de sang, etc.

Liquide des kystes hydatiques, clair comme de l'eau de roche, pas d'albumine, le microscope découvre des crochets caractéristiques. Chlorure de sodium 1/2 0/0 environ.

Liquide des kystes de l'ovaire, visqueux, coloration variable, contient de l'albumine et de la paralbumine.

Liquide des kystes du parovarium, clair, non visqueux, assez dense dans les petits kystes; peu ou pas d'albumine, pas de paralbumine. Chlorure de sodium 5 0/0 environ.

Liquide d'hydro-salpinx ou *d'hémato-salpinx,* liquide citrin, sang sirupeux, noir des hématomes un peu anciens, ou représentés seulement par du sérum dans les hématomes récents. Parfois des caillots restant seuls, la ponction ne donne rien.

Pus non septique à différencier par les cultures du suivant.

Pus septique.

Comme le dit d'ailleurs M. Macquard-Moulin :

« En présence d'une collection suppurée il serait utile, avant d'entreprendre la laparotomie, dans tous les cas où cela est *possible*
« et sans *inconvénient,* de se procurer le liquide purulent par une
« ponction et d'en faire l'examen bactériologique. Si le pus est très
« virulent, l'opérateur, pendant la décortication, redoublera de précaution, pour éviter la rupture des abcès enkystés, et si les adhé-

« rences sont trop intimes pour permettre l'extraction sans rupture,
« il vaudra mieux abandonner l'opération pour suivre la voie vaginale
« qui offre un drainage plus parfait..... (1) ».

M. Pozzi lui-même qui considère la ponction exploratrice comme
plus dangereuse que la laparotomie, cite néanmoins ce fait que la
ponction a permis le diagnostic exact de certaines collections séreuses
du cul-de-sac de Douglas.

A la question de Macquard-Moulin, la ponction est-elle possible ?
je ne saurais répondre qu'en exposant le manuel opératoire qui m'a
permis de mener à bien celles que j'ai entreprises.

Or, pour ne parler que de ce qui est admis ou presque par la
majorité des chirurgiens, nous croyons qu'on peut appliquer ces
notions au choix du mode d'intervention. Par exemple dans notre
observation 3, l'étude des antécédents aussi bien que des symptômes
actuels devait conduire au diagnostic de métrite avant le chloroforme,
au diagnostic de salpingite consécutive (2) sous le chloroforme ; tandis
que la ponction eût établi qu'il y avait simplement coïncidence d'une
métrite gonorrhéique et d'un petit kyste de l'ovaire. D'où la double
indication curettage et laparotomie : curettage sans danger.

La virulence du pus, dûment établie, ne conduirait-elle pas au
contraire à l'hystérectomie vaginale, drainage parfait, de préférence
à la laparotomie.

*Manuel opératoire de la ponction exploratrice par la voie vagi-
nale.* — Les instruments qu'il faut avoir sont :

1° Une *aiguille* en platine iridié de 3 à 5 centimètres, très fine (il
s'agit d'une exploration). Cette aiguille doit être facilement aseptisée,
et l'aiguille de M. Debove est la seule que le flambage ne rend pas
cassante ;

2° Une *seringue* de Roux, ou une seringue analogue qu'on puisse
aseptiser par l'ébullition ;

3° Un spéculum aseptisé.

On pratique l'antisepsie rigoureuse de la région comme s'il s'agissait
d'une opération : savonnage du vagin, injection au sublimé. L'opérateur qui a, au préalable, déterminé le siège de la tumeur par rapport

<hr>

(1) *Loc. cit.,* p. 104.
(2) Cette question de l'exploration pendant l'anesthésie est de la plus haute
importance (Voir plus loin).

au col de l'utérus, procède, avant d'intervenir, au nettoyage de ses mains suivant les règles ordinaires.

Il n'est pas indispensable de pratiquer l'anesthésie, mais on peut profiter du sommeil chloroformique, qu'il ait eu pour but de permettre une exploration manuelle complète, ou qu'il soit le temps préparatoire d'une intervention définitive (1).

Deux cas se présentent : *la tumeur est immobilisée* (s'assurer, si on ponctionne pendant l'anesthésie, que l'immobilité n'a pas disparu sous le chloroforme) ; *ou bien elle est mobile.*

a) La tumeur est *immobile.*

On place le spéculum qui évite, facilement d'ailleurs, le col dévié de l'utérus, et embrasse naturellement, *de lui-même*, la tumeur dans le cul-de-sac qu'elle occupe.

Le spéculum fixé, on plonge l'aiguille, montée sur la seringue au repos où l'on veut, en s'éloignant toutefois un peu du bord de l'utérus pour éviter les artères de la région confluentes le long de ce bord.

L'aiguille enfoncée de 3 cent. environ, on retire le piston à fond de façon à faire le vide, et si le liquide ne surgit pas d'emblée dans la seringue, on ramène tout l'appareil (seringue et aiguille) *lentement, très lentement* à soi. Le plus souvent on voit surgir tout à coup un flot de liquide dans le corps de pompe pendant ce lent retrait de l'appareil.

Quel que soit le moment où le liquide a apparu, quand il cesse de pénétrer, ou bien quand la seringue est pleine, on retire *lentement* l'appareil, comme dans le second cas d'ailleurs.

b) *La tumeur est mobile.* Un aide se place de façon à pouvoir déprimer d'une façon *régulière* et *constante* l'hypogastre et la fosse iliaque indiquée. L'opérateur introduit dans le vagin deux doigts au moins de la main qui correspond au côté à ponctionner (tumeur à droite, main droite ; tumeur à gauche, main gauche). De la main libre il s'assure en déprimant la paroi abdominale par la palpation combinée ainsi au toucher, de l'existence et du siège de la tumeur, et fait remplacer séance tenante sa main libre, abdominale, par les mains de l'aide, de telle sorte que la dépression de la paroi soit continue, et

(1) Dans ce cas il serait trop tard pour rechercher la virulence du pus. Ce qui constitue une indication de plus d'anesthésier la patiente *dans le seul but* d'asseoir un diagnostic plus parfait.

que les doigts placés dans le vagin ne perdent pas le contact du point où l'on enfoncera l'aiguille.

La main libre prend alors la seringue munie de son aiguille, et glisse lentement celle ci dans la rainure dessinée entre les deux doigts directeurs qui sont dans le vagin — (avec un peu d'habitude on ne se pique pas trop les doigts). L'aiguille vient ainsi au contact de la tumeur, de la présence de laquelle on s'assure par un léger mouvement des doigts, on pourrait presque dire par un effort de la pensée. Quand on est bien certain qu'on n'a pas perdu le contact, on enfonce l'aiguille de trois centimètres environ ; avec les doigts explorateurs repliés, on fixe la seringue tandis que, de la main libre, on retire le piston.

Ici encore le liquide vient ou ne vient pas à ce moment. On se conduira alors comme précédemment. Il faut se rappeler seulement la nécessité de ramener l'appareil *lentement* à soi, avant comme après l'irruption du liquide.

Ce modus faciendi paraît donner quelques garanties contre les accidents possibles, je ne dirai pas d'infection des parties ponctionnées par des germes venus du dehors, ce que tout opérateur doit savoir éviter aujourd'hui, mais encore contre l'infection possible par le liquide virulent qu'on a pu rencontrer. Ces garanties sont :

a. *La capillarité de l'aiguille*, qui serait au contraire un inconvénient pour une ponction évacuatrice. La grosse aiguille fait un gros trou par lequel une infiltration secondaire peut se produire, la ponction capillaire laisse un trajet *virtuel* et non réel, ainsi d'ailleurs qu'on le sait pertinemment pour toutes les autres régions du corps humain, y compris le cerveau.

b. *La petite quantité de liquide retiré*, qui n'a aucune tendance à changer les rapports des parties, évitant et les déchirures par tiraillements des adhérences préexistantes, et les effractions dues à des différences de pression dans des cavités accolées à parois peu élastiques et friables. A la vérité la petite quantité de liquide ainsi obtenue, si elle est suffisante pour le bactériologiste, rend difficile l'œuvre du chimiste ; mais c'est là une question technique, et je ne doute pas qu'elle ne soit promptement résolue par les chercheurs compétents.

Les dangers attribués à ce mode d'exploration par MM. Pozzi et Segond ne résultent-ils pas de l'absence de ces précautions ?

Conclusion. — La ponction exploratrice souvent possible, paraît être sans inconvénient dans les conditions sus-indiquées. Elle est un précieux moyen de diagnostic, surtout au point de vue du choix du mode d'intervention.

CHAPITRE V

Diagnostic appliqué.

Il est bien entendu que ceci est un essai ; j'expose ce que j'ai cru voir et comprendre, et demande de toutes façons l'indulgence de ceux qui me liront.

Il ne s'agit aucunement de discuter les indications et contre-indications de l'intervention, mais seulement les raisons de choisir telle ou telle voie. Je suppose, en somme, qu'un autre que le chirurgien a décidé la *nécessité d'opérer*, et je cherche *comment* on opérera.

Le diagnostic appliqué se présente donc dans les conditions suivantes : une femme est atteinte d'une lésion annexielle, elle est, ou lasse d'avoir subi en vain un long traitement conservateur, ou réduite par sa situation à demander qu'on la mette au plus vite à même de remplir ses fonctions familiales, de surveiller ou de nourrir ses enfants ou ceux dont elle a la charge ; quelquefois sa vie est immédiatement menacée.

Mais en tous cas le chirurgien doit intervenir.

Comment interviendra-t-il ?

Je supprime le cas d'un abcès saillant à la peau ou dans un des culs-de-sac du vagin, cas où l'on commencera par inciser, drainer et laver, quitte à faire mieux plus tard.

Je supprime aussi le cas des grosses tumeurs, fibromes et kystes, pour lesquels il existe des indications opératoires spéciales, et j'en oublie volontairement bien d'autres : grossesse ectopique avancée, péritonite généralisée, etc.

Comme j'ai placé plus haut les éléments de ce diagnostic, je ne fais ici que répartir ces éléments entre ces deux chefs :

1° Y a-t-il lieu à laparotomie ?

2° Y a-t-il lieu à hystérectomie ?

Et je ne me préoccupe pas du nom de la lésion, mais seulement des conséquences de ces trois diagnostics partiels :

Uni ou bilatéralité.

Adhérences ou non.

Collection virulente ou non virulente.

Indications de la laparotomie. — Une lésion unilatérale non purulente appartient évidemment à la laparotomie.

Une lésion unilatérale, même purulente, si elle semble bien limitée, médiocrement adhérente, appartiendra probablement longtemps encore à la laparotomie. Il en sera ainsi notamment d'une ovarite secondaire (1) à une maladie infectieuse; mais il n'en sera pas ainsi d'une hématocèle suppurée au cours d'une blennorrhagie, parce qu'à défaut de l'hématocèle qui est unilatérale, la lésion antécédente, péri-salpingo-ovarite, est presque certainement double.

La lésion est bilatérale, non septique, non adhérente. Que fera-t-on en ce cas? Je crois bien que tous les chirurgiens qui ont *commis* quelques hystérectomies n'hésitent plus, et, à l'exemple de notre maître, enlèvent tout. Le gros argument en faveur de la laparotomie est la superbe statistique des maîtres qui, comme M. Richelot, ont 100 guérisons sur 100 interventions, tandis que la mortalité de l'hystérectomie serait encore de 8 0/0 (Macquard-Moulin). Mais il devrait être inutile de faire remarquer que nous sommes encore bien près de l'époque où il n'était permis pour ainsi dire de suivre la voie vaginale, que dans les cas où la voie abdominale était manifestement insuffisante, et que, par conséquent, la statistique de celle-ci se trouve débarrassée des mêmes cas graves qui chargent au contraire la statistique de celle-là. L'hystérectomie a d'ailleurs donné d'autres résultats entre les mains de M. Péan ; et cependant il n'a condamné aucune des malades venues à lui au hasard de la clinique à un autre mode opératoire. Mais il est certain que quelque perfection qu'on apporte au manuel opératoire, la mortalité de l'hystérectomie considérée en bloc ne se maintiendra pas à zéro, parce qu'elle sera la suprême ressource de cas désespérés ; tandis que la mortalité pour les cas de lésions bilatérales, non virulentes, et peu adhérentes, descen-

(1) On verra en comparant les observations 22, 23, 24 et 25 entre elles que la crainte du bistouri peut ne pas être la suprême indication, et qu'une intervention chirurgicale peut sauver des malades que laisse mourir la thérapeutique médicale, même entre les mains les plus expertes.

dra, que dis-je, est dès longtemps descendue à zéro, au moins abstraction faite des surprises possibles.

La discussion se maintiendra donc en ces termes : A-t-on le droit d'enlever un utérus sain. Théoriquement non, un utérus sain qui est inutile au point de vue sexuel, qui est devenu inutile au point de vue de la maternité doit, cependant être laissé en place, et cela sans tenir compte du fait que cet organe inutile peut parfaitement devenir malade. Au plus accordera-t-on qu'il y a doute et liberté de choisir.

Mais il est un cas particulier, c'est celui de l'utérus qui paraît sain ; l'endométrite blennorrhagique latente ne devra-t-elle pas être l'objet d'une indication spéciale ? Il paraît évident que la réponse sera affirmative. Si, en effet, l'utérus, organe, est fonction de l'ovaire, au point de vue physiologique, il est absolument certain que l'annexite est fonction de l'endométrite, et qu'il n'est pas admissible qu'on laisse à la patiente les gonocoques, fussent-ils atténués, qui peuplent la muqueuse cervicale, alors qu'on enlève la lésion dernière, la tubo-ovaro-périmétrite.

Et nous ne faisons pas intervenir ici les deux inconvénients réels de la laparotomie : à savoir la cicatrice et les éventrations, inconvénients dont l'un existe toujours, l'autre quelquefois seulement, tandis que l'hystérectomie qui a cessé d'être aveugle, en même temps qu'elle devenait praticable par d'autres mains que celles qui l'ont créée, est suivie d'une convalescence, étonnamment courte et, loin de disposer à quelque hernie, maintient, relativement, il est vrai, par une colporrhaphie imprévue, une cystocèle ou une rectocèle préexistante.

Avec les lésions purulentes ou virulentes, avec les lésions adhérentes nous entrons dans ce que nous appellerons les *indications acquises de l'hystérectomie.*

Indications de l'hystérectomie. — Les adhérences étendues, surtout quand il s'agit de lésions relativement minimes, sont le fait, ainsi que la bilatéralité, des lésions d'origine gonorrhéique. Dans ce cas nous avons vu que l'utérus, premier malade en date, reste malade le plus souvent, autant en raison de la nature de la maladie elle-même, que de l'obstacle apporté par l'annexite à un traitement énergique de l'endométrite.

O.

7

Quand il y a des adhérences étendues la laparotomie ne cesse-t-elle pas d'être l'opération facile et inoffensive de tout à l'heure, et les dangers qu'elle fait courir ne sont-ils pas précisément les seuls qu'on redoute pour l'hystérectomiste.

En réalité qu'en est-il : au cours d'une laparotomie on enlève tout ce qu'on peut et Le Tait lui-même déchire chemin faisant quelque intestin, quelque vessie, etc. (1) ; au cours d'une hystérectomie on enlève ce qui est facile, et on laisse le reste, toute poche ouverte sera drainée et évacuera les éléments nocifs qui constituent sa paroi.

Ici y a-t-il encore doute, hésitation possible ? Je ne crois pas, mais ce que ne peut comprendre un aide de Péan, c'est qu'il y ait doute quand le pelvis contient un liquide virulent.

Qu'est donc en somme l'hystérectomie ? N'est-elle pas sous l'égide commune à toute la chirurgie de l'ère pastorienne, l'antisepsie, n'est-elle pas, dis-je, une admirable combinaison des trois grandes découvertes du siècle : le drainage, auquel restera attaché le nom de Chassaignac, l'hémostase préventive et le morcellement dus aussi à Péan qui devait en appliquant l'hystérectomie au traitement des suppurations pelviennes, nous ramener, singulier et glorieux triomphe de la saine logique et du bon sens scientifique, à cette vieille et imprescriptible indication : un abcès doit être ouvert largement, par la voie la plus courte et la plus déclive.

Ouvrir l'abcès pelvien au lieu d'élection, tel est le résumé de l'œuvre de Péan appliquant l'hystérectomie au traitement des suppurations pelviennes.

Cela est tellement vrai, tellement évident pour ceux qui ont eu à panser ces grandes anfractuosités aux parois dangereuses, que ne peut respecter le laparotomiste, qu'ils ne comprennent aucune objection.

Oui, l'hystérectomie draine au mieux les poches purulentes, immédiatement par ce faisceau même des pinces qu'on lui a naguère reproché ; oui, par la voie la plus courte, puisque la partie dangereuse, la plaie que baigne le pus comprend en tout l'épaisseur des culs-de-sac du vagin, et qu'on ne saurait comparer ce court trajet, au trajet intra-péritonéal du drain abdominal ; oui surtout ! elle ouvre largement l'abcès.

(1) Le Tait. J'ai toujours vu guérir sans difficulté les fistules consécutives à la laparotomie.

Certes, je suis à bon droit suspect dans un tel débat, et je crois cette suspicion même un honneur ; mais je ne puis m'empêcher de demander si de tels avantages peuvent laisser un poids quelconque au soi-disant inconvénient de l'ablation de l'utérus même sain.

N'est-ce donc rien en effet que cette certitude de l'écoulement des liquides septiques hors du péritoine menacé ?

Dois-je conclure ? Non, je soutiendrais une chose évidente pour tous, et j'avais mieux commencé en parlant des indications acquises.

Je répéterai donc cette parole de mon vénéré maître : l'hystérectomie agrandit le domaine de la chirurgie en augmentant le nombre des guérisons.

Et les statistiques ? j'en fais un dernier chapitre.

Ce diagnostic appliqué peut se résumer ainsi :

Lésion unilatérale non purulente : Laparotomie seule.

Lésion unilatérale purulente due à l'infection commune, puerpéralité, maladies infectieuses : Laparotomie.

Lésion paraissant unilatérale, purulente ou virulente (hématocèle comprise) mais d'origine blennorrhagique (cas le plus fréquent) : Hystérectomie seule.

Lésion bilatérale facilement énucléable, non virulente : Laparotomie ou hystérectomie, mais l'hystérectomie préférable surtout chez les travailleuses.

Lésion bilatérale non énucléable ou difficilement énucléable, virulente ou non : Hystérectomie seule.

Éléments du diagnostic de la blennorrhagie.

J'ai cru devoir rappeler ici d'après Sænger (1) les éléments du diagnostic actuel ou rétrospectif de la blennorrhagie chez la femme ; comme je n'ajoute rien à ce que dit Sænger dans un article qui est à la portée de tous, je pourrais remplacer le résumé suivant par un simple renvoi. Je n'ai pas cru devoir le faire autant pour qu'on trouve ici la justification d'une partie de ma feuille d'observation, que pour montrer par la place même donnée à cette question, l'importance clinique qu'elle me semble mériter dans l'étude des annexites.

(1) *Annales de gyn. et d'obst.*, t. XXXIII.

La blennorrhagie est non seulement la cause des annexites qui n'ont pas d'autre origine, mais aussi la cause des deux grands accidents qu'on donne habituellement comme début de ces affections : les fausses couches et certaines formes de la fièvre puerpérale. On peut même se demander si elle n'est pas habituellement la cause des suppurations pelviennes qui compliquent parfois les fibro-myômes, les kystes de l'ovaire, etc.

Il faut remarquer, en effet, que si les observations publiées jusqu'à ce jour n'affirment pas souvent l'existence de la blennorrhagie, elles ne font pour *ainsi dire jamais mention du résultat négatif de l'enquête spéciale.* Cette lacune imposera aux statisticiens de demain le devoir de ne prendre en compte ni les cas positifs, ni *les autres.* Le silence ne saurait être compté contre la fréquence de cet antécédent, mais signifie seulement qu'il n'y a pas eu de recherches.

Et ce silence si fréquent s'explique fort bien : la fausse couche, si souvent le premier phénomène important, à son défaut l'accident puerpéral, ne doivent-ils pas en effet masquer aux yeux de la malade, la légère dysurie ou même le simple écoulement verdâtre antécédent. La pauvre femme lance le médecin sur cette fausse piste, dans laquelle il est maintenu par la tradition.

Je désire, dans la mesure de mes faibles moyens, appeler l'attention sur la nécessité de passer outre à cette tradition, d'utiliser enfin les données de cette science contemporaine qui a nom la bactériologie.

Voici le résumé des données pratiques que Sænger considère comme constituant le criterium clinique de la blennorrhagie chez la femme :

1° Démonstration de l'existence *chez l'homme* de la *gonorrhée,* soit aiguë (1), soit chronique. En l'absence de constatation directe on pourra se contenter des renseignements formels fournis par la femme ou par le médecin quant à l'existence de la gonorrhée chez l'homme. Le début de l'uréthrite masculine peut remonter à de longues années.

2° *Ophtalmie des enfants nouveau-nés.* Si la discrétion la plus absolue, la réserve la plus complète, sont imposées en ce qui

---

(1) Une curieuse observation (in Delbet) pourrait servir de base à un axiome imprévu : *le mari atteint de blennorrhagie chronique infecte sa femme, atteint de blennorrhagie aiguë il a été infecté par elle.* Dans les deux cas la maladie du mari témoigne de celle de la femme.

concerne l'enquête sur la santé du mari, on en voit pas très bien pourquoi cette discrétion serait appliquée à la recherche de l'ophtalmie des nouveau-nés. Il suffira de ne pas conclure tout haut.

3° *Catarrhe purulent* actuel ou antérieur des voies urinaires. Ce signe comme les précédents suffira à lui seul pourvu qu'on ait le soin d'éliminer les rares uréthrites et cystites du col dues à d'autres causes que la blennorrhagie (cathétérisme par exemple). La rougeur du méat persiste souvent après la disparition du catarrhe purulent.

4° Douleur cuisante pendant la miction.

5° *La bartholinite* actuelle connue dès longtemps comme le fait de la blennorrhagie, laisse souvent une trace remarquable, la *macule gonorrhéique*, petite tache pourpre ou sombre de la largeur d'une lentille, qui par son siège autour de l'orifice du conduit excréteur (souvent double) de la glande prend l'aspect d'une piqûre de puce. La coexistence de cette tache bilatérale avec une rougeur du méat constitue une véritable preuve de la blennorrhagie.

6° *Les condylomes acuminés* de la vulve. Il suffit dans l'espèce, de la constatation formelle d'un ou plusieurs petits condylomes caractéristiques à la vulve, sur les fesses, au vagin, sur la portion vaginale du col, pour poser sûrement le diagnostic de l'infection gonorrhéique (1).

7° *En l'absence d'érosions* ou de pseudo-érosions du col de l'utérus l'existence d'un *écoulement* purulent ou muco-purulent par l'orifice est un signe caractérisque de la gonorrhée (2).

8° *Existence des gonocoques* (3).

Sænger ajoute, à ces signes de la blennorrhagie, l'existence de maladies des annexes (trompe et ovaire) et du péritoine pelvien. Le suivre dans cette voie serait actuellement faire une véritable pétition de principes : on ne peut prendre comme donnée du problème à résoudre la chose même qu'on veut démontrer.

Dois-je insister ? je ne le crois pas. Je conclurai donc : C'est seulement après avoir noté l'absence de tous ces signes qu'on devra

(1) Je rappelle ici que tout ce passage est un résumé des dires de Sænger. Pour les condylomes notamment la preuve bactériologique reste à faire.

(2) L'existence d'érosions ne doit pas faire rejeter dans ce cas le diagnostic blennorrhagie : seulement l'ulcération suppose la coexistence d'un autre agent infectieux.

(3) La présence d'autres microbes pathogènes n'exclut pas nécessairement l'idée de gonococcose antérieure ou concomitante. Au niveau de la vulve les cocci pyogènes déterminent des adénites inguinales.

conclure contre l'existence de la blennorrhagie. Chacun d'eux en effet (les condylomes exceptés) suffit à établir le diagnostic de la blennorrhagie, même en l'absence de tous les autres. Mais aucun, même l'endométrite la plus nette, ne devra faire oublier que la lésion annexielle peut ne pas être inflammatoire actuellement, et à plus forte raison que toute lésion annexielle peut manquer.

Il restera à déterminer la date de la maladie. Pour une femme mariée ou vivant en faux ménage, ce sera souvent la date des premiers rapports : un retard des règles suivi d'une métrorrhagie qui dissimule une fausse couche, fera supposer une endométrite d'emblée en l'absence d'accidents uréthraux ou vulvaires caractéristiques.

L'apparition de pertes colorées au cours de la grossesse peut aussi indiquer l'heure de l'infection d'un utérus qui aurait jusque-là résisté à la gonorrhée maritale. Je ne parle pas de l'intervention d'une autre gonorrhée à l'heure où une grossesse légitime met la femme à l'abri d'une grossesse compromettante.

Pour les femmes mariées, comme pour les autres, il faudra parfois se rappeler que des vierges ont été souvent victimes de la contagion indirecte. C'est là une cause curieuse des échauffements du début du ménage, et peut-être l'explication des résultats positifs de la célèbre recette de Ricord quand pour plus de sûreté on ajoute à ses données la virginité de la femme soi-disant saine.

Pour les femmes non mariées, le sort de l'enquête sera des plus variables. Il se présentera sans doute autant de modes que de personnes, et jusqu'à présent il n'est aucun criterium certain.

Cliniquement, la notion de virulence variable n'a fourni jusqu'à présent que des explications « a posteriori », et si elle a été quelquefois recherchée avant l'acte opératoire, c'est dans des cas si rares qu'on n'a pu en tirer aucune conclusion préventive.

Théoriquement, cette notion joue un rôle considérable ; elle fixe nos idées et repose l'esprit. Les contradictions apparentes de la microbiologie viennent en effet seulement de son application intempestive à des faits anciens connus sous des dénominations globales inexactes. L'étude des pelvi-péritonites, comme de toutes les autres lésions annexielles, en fournit de nombreux exemples. En voici un :

L'ovarite suppurée peut être une lésion primitive par rapport aux lésions pelviennes concomitantes, comme dans les observations 22

23, 24 et 25 (ovarites au cours de maladies infectieuses) ; elle peut être primitive par rapport à la salpingite, comme dans les cas d'infection commune, observation 21 (ovarite forme de phlegmon du ligament large) ; elle peut enfin être secondaire à une salpingite blennorrhagique. Quelle qu'en soit l'origine, ces lésions constituées peuvent évoluer ultérieurement de la même façon ; et après l'ouverture du ventre, selon qu'on aura trouvé une lésion plus volumineuse ici ou là, sans se préoccuper de l'étiologie, on intitulera l'observation salpingite, ou ovarite, ou salpingo-ovarite. Ce dernier terme plus près de la vérité clinique (sans être la vérité même puisqu'il n'énonce ni les lésions causales, endométrite, etc., ni le lien anatomique, la pelvi-péritonite sèche) semble être aujourd'hui en faveur ; n'est-ce pas à tort, et ne nous éloigne-t-il pas au contraire, par cette soi-disant précision anatomo-pathologique, de la connaissance exacte des faits, en nous invitant à ne pas rechercher quel a été le premier malade, de la trompe et de l'ovaire ? recherche intéressante cependant, qui seule nous permettra de déterminer la conduite à suivre, le mode thérapeutique le mieux approprié.

Cette confusion, salpingo-ovarite, est cependant un progrès réel en ce sens qu'elle ne détermine plus le choix du nom par le seul aspect macroscopique de la lésion. Sous la plume de nombre d'auteurs, en effet, ovarite veut dire simplement que l'abcès de l'ovaire était plus gros que le pyosalpinx concomitant, et inversement. C'est ce qu'a dû remarquer M. Delbet bien souvent, quand il a fait le prodigieux effort de classer les 1,000 observations réunies par lui. Que de pelvi-péritonites, et sous la forme grave d'abcès pelvien, dans la série des salpingites ; que de salpingites dans les observations intitulées par leurs auteurs ovarites, etc. !

Je n'ai pas osé cependant, dans le projet de feuille d'observation qui est la conclusion de ce chapitre, présenter un tableau de l'état des différentes parties de l'appareil génital au moment de l'opération. Mais je ne puis m'empêcher de remarquer qu'il sera toujours utile de noter, comme le font presque tous les chirurgiens actuels, l'état des annexes laissées en place, chaque fois qu'on pourra les examiner, et que les renseignements précis sur l'état du péritoine pelvien (néo-membranes, adhérences) permettront seuls d'interpréter définitivement les relations de cause à effet, entre la blennorrhagie, la puerpéralité d'une part, l'endométrite antécédente, et l'annexite conséquente.

Cette nécessité de renoncer à compter sur les observations anciennes m'a plusieurs fois frappé au cours de mes recherches. En voici un exemple :

Quand j'ai voulu essayer de classer les faits de la statistique étendue de Delbet, qui rapporte que sur 103 cas où il est donné des renseignements sur l'existence ou l'absence de grossesse, il n'y a que 37 femmes stériles, je me suis heurté à plusieurs difficultés : 1° Mélanges de faits anciens (infection commune fréquente) et de faits récents ; 2° sur 103 cas le mot blennorrhagie n'est indiqué que 3 ou 4 fois et trois fois seulement la miction douloureuse, tandis que l'absence de l'un et de l'autre cas de ces signes n'est signalée que deux fois ; 3° pour quelques faits il est probable, mais non certain, qu'une stérilité réelle a succédé à une ou plusieurs grossesses, parce que l'infection actuelle, est elle-même postérieure à ces grossesses, ce qui fausse gravement le rapport, 37 femmes stériles contre 66 qui ont conçu ; 4° les dates manquent souvent totalement, et toujours en partie, ce qui rend toute interprétation impossible.

Je ne multiplie pas outre mesure ces exemples, mais qu'il me soit permis de dire qu'ils ne manquent pas.

Il paraît donc qu'il y a lieu de tenter une systématisation des recherches, et j'ai résumé dans le tableau I (page 103) les renseignements qui m'ont paru de quelque utilité. Peut-être trouvera-t-on que je les ai multipliés à l'excès, ou que j'ai omis des points importants ; je prie seulement qu'on considère ce tableau comme l'expression d'un desideratum.

Date : _______________________________ N° _______________

Diagnostic : ____

Noms : ________________________ Adresse : _________________

Date de la naissance : _______________ Profession : _______

Antécédents héréditaires
{ Père : vivant, mort ; âge : _______ ans ; de _______
Mère : vivante, morte ; âge : _______ ans ; de _______
Autres ____

Antécédents collatéraux
{ Vivants..... { Frères _______________________
Sœurs _______________________ } N° de la malade dans la famille : _______
Morts....... { Frères _______________________
Sœurs _______________________
Autres ____

Antécédents personnels

Enfance ____
Réglée en _______________ Santé générale : _______
Mariée en _______________ Mari { Interrogatoire : _______
Confrontation _______

Maladies antérieures { ____

Pertes blanches, jaunes, verdâtres _______ { Démangeaisons vulvaires _______
Linge empesé _______

Douleur à la miction | avant, pendant, après _______
brûlure, cuisson, chaleur, ou _______

Ménorrhagies, métrorrhagies. — Aménorrhée _______, Dysménorrhée _______
Poussées douloureuses mensuelles ou _______ ; fébriles ou non _______
Vaginisme. — Dyspareunie. — _______
Traitements antérieurs : _______

Couches..... { _______ enfants vivants _______ — Ophtalmies _______
enfants morts _______
Dates des accouchements : _______
Grossesse _______ : suites de couches bonnes _______
Suites de couche mauvaises { nature des accidents pp. _______
date du début des accidents pp. _______

F. C........ { Dates _______
Causes probables _______
Suites _______

État actuel { Date du début : _______
Hystérie ; Neurasthénie ; État général : _______
Troubles digestifs : _______

Exploration avec ou sans chloroforme le _____ : 2e exploration le _____

				2e exploration le
TOUCHER ET PALPER	Abdomen		_____	_____
	Paroi abdominale		_____	_____
	Palpation		_____	_____
	Percussion		_____	_____
	Douleur		_____	_____
	Vagin		_____	_____
	Col		_____	_____
	Utérus.........	Forme	_____	_____
		Déviations	_____	_____
		Abaissement	_____	_____
	Culs-de-sac...		_____	_____
	Tumeurs......	Situation	_____	_____
		Dureté	_____	_____
		Mobilité	_____	_____
VULVE	Odeur		_____	_____
	Aspect		_____	_____
	Méat urinaire		_____	_____
	Glande de B.		_____	_____
	Macule		_____	_____
	Condylomes		_____	_____
	Rectocèle — Cystocèle		_____	Hernies _____
SPÉCULUM	Vagin		_____	_____
	Col..........	Muqueuse	_____	_____
	Écoulement...	Abondance	_____	_____
		Nature	_____	_____
	Hystéromètre..	Sténose	_____	_____
		Direction	_____	_____
Conclusions cliniques		Blennorrh. probable depuis	_____	
		Syphilis depuis	_____	

Bactériologie _____ | Ponction exploratrice le _____ a donné _____

Traitement général _____

Traitement local _____

CONCLUSIONS PARTICULIÈRES

I. — Le syndrome utérin appartient au tableau clinique des lésions annexielles, à la condition qu'on en élimine les modifications de nature et de quantité des excreta utérins.

II. — Les écoulements utérins, non plus que les troubles des règles ne paraissent pas liés aux lésions des annexes.

III. — Il y a lieu de distinguer dans les lésions inflammatoires des annexes, celles qui ne sont que des complications banales, et celles qui sont l'indice de processus morbides différenciés.

IV. — Au premier ordre appartiennent : les exsudats néo-membraneux du péritoine pelvien, péri-salpingite et péri-ovarite, adhérences, et les conséquences plus ou moins directes de ces exsudats, dégénérescences de l'ovaire, grossesses ectopiques, hématocèles pelviennes.

V. — Il y a deux processus inflammatoires bien caractérisés qui atteignent l'utérus et ses annexes. Ce sont :
L'infection par les microbes communs de la suppuration, et l'infection gonococcique.

VI. — Dans l'infection par les microbes communs du pus, rentre l'infection dite puerpérale, nommée ainsi à tort, parce que ce qualificatif semble indiquer une intoxication spéciale, tandis qu'il n'indique absolument qu'une date. — C'est une infection « commune » survenue à l'occasion d'une plaie spéciale,

VII. — Les deux processus, isolés le plus souvent, l'infection commune et l'infection gonorrhéique, s'associent parfois sous des formes que nous ne connaissons pas encore exactement. On donne à cette association le nom d'*infection mixte.*

VIII. — En dehors de cette association, l'infection strepto-staphylococcique mérite absolument d'être appelée « commune », puisqu'outre la nature de l'agent virulent, elle a encore de commun avec l'infection d'une plaie quelconque sa marche : localement elle peut provoquer la formation de collections purulentes dans le tissu cellulaire, comme elle peut provoquer l'infection généralisée dans ses deux grandes formes : la septicémie et la pyohémie.

IX. — L'infection gonorrhéique semble de plus en plus être l'origine habituelle des annexites.

X. — Elle se propage exclusivement en surface, par continuité des muqueuses. Elle semble souvent guérie alors qu'elle ne l'est pas, mais elle laisse habituellement des stigmates longtemps reconnaissables.

XI. — Quand de l'utérus elle gagne les trompes elle est généralement bilatérale, et la stérilité est sa conséquence habituelle.

XII. — Anatomiquement la lésion ovarienne subséquente, paraît être secondaire à la pelvi-péritonite néo-membraneuse, qui est elle-même un retentissement de la salpingite.

XIII. — En présence d'une lésion annexielle, quand l'intervention chirurgicale est imposée il y a lieu de poser les trois diagnostics suivants :

> Uni ou bi-latéralité des lésions ?
> Adhérences péritoniques ?
> Virulence du liquide s'il en existe ?

CONCLUSION GÉNÉRALE

La principale conclusion, que nous l'espérons ressortira de notre travail, la plus juste, et par conséquent la meilleure sera celle-ci.

On admet trop aisément que le diagnostic des affections des trompes et des ovaires est difficile. Partant de cette idée, toutes les fois qu'il n'y a pas évidence, on a une tendance à se retrancher derrière un mot, « annexite, oophoro-salpingite, salpingite..., etc. » qui dispense d'un effort préjugé inutile, parce qu'on le craint incertain dans ses résultats; parce qu'on possède, pour parer plus ou moins complétement à cette insuffisance, d'admirables moyens de traitement, la laparotomie et l'hystérectomie.

Partant de cette incertitude, il est juste, il est naturel au moins, qu'on soit laparotomiste ou hystérectomiste. C'est à tort. Il faut par tous les moyens possibles chercher à préciser le diagnostic.

Dans quelle mesure y arrivera-t-on ? Quels sont les moyens dont nous disposons ? Quels signes peut-on rencontrer ? Comment doit-on les interpréter ? Loin de nous la pensée que nous avons répondu à ces questions. Notre travail est une modeste ébauche. Il faut, disons-nous, préciser le diagnostic autant que faire se pourra, parce que, de la connaissance de la lésion, découlera le choix de l'intervention :

On fera une laparotomie quand elle sera indiquée, une hystérectomie quand celle-ci sera préférable, et si l'on a des tendances personnelles elles ne devront se faire jour que dans les cas plus ou moins nombreux où les deux voies semblent également satisfaisantes; ces cas prouveront une seule chose, « c'est qu'il y a plusieurs moyens de bien faire ».

OBSERVATIONS

Observation 1 (personnelle). — *Pas de gonorrhée, kyste de l'ovaire à gauche ; kyste de la trompe à droite. Pas d'adhérences. Syndrome utérin. Pas de métrorrhagie. Laparotomie. Guérison.*

M. Or..., 32 ans, couturière, entre salle Denonvilliers, à St-Louis, le 5 septembre 1892. Père vivant, mère vivante, 5 frères et 4 sœurs en bonne santé, plus deux morts en bas âge. Anémique dans son enfance, jamais malade. Réglée à 10 ans ; actuellement encore bien réglée. Mariée à 24 ans ; mari bien portant. Un enfant venu à 8 mois et mort en naissant (1888). Pas de fausse couche. Pas de pertes blanches, ni jaunes, ni rouges. Il y a deux ans, elle a souffert de cuissons pendant la miction, sans qu'il semble y avoir eu d'écoulements d'aucune sorte. Pas de dyspareunie.

Elle souffre dans l'abdomen depuis sa couche, c'est-à-dire depuis 4 ans, mais son état s'est aggravé beaucoup depuis deux ans. Soignée alors pour une métrite, séjour au lit 15 jours. Actuellement obligée de garder le lit de temps en temps, surtout au moment des règles. Ballonnement du ventre. Selles régulières, appétit médiocre. Ne tousse pas, mais se plaint de fatigue générale.

Examen. — Utérus normal. Culs-de-sac latéraux empâtés. A gauche, tumeur fluctuante du volume d'un œuf qui paraît reliée à l'utérus. A droite, petite tumeur libre plus petite.

Le 26 septembre 1892. Laparotomie par M. Michaux. Pas d'adhérences. Kyste de l'ovaire droit ; kyste de la trompe gauche.

Sort guérie le 15 octobre.

Observation 2 (personnelle). — *Pas de gonorrhée, pas de pus, pas d'adhérences. Kyste du ligament large tordu sur son pédicule et simulant des accidents inflammatoires. Syndrome utérin. Pas de métrorrhagie, pas de fausse couche.*

F. M..., 33 ans, couturière, entre à St-Louis le 15 août 1892, salle Cruveilhier. Père mort à 47 ans de pneumonie ; mère vivante. Un frère et une sœur morts très jeunes. Réglée à 15 ans, toujours bien réglée depuis. Mariée à 24 ans. Un fils de 7 ans bien portant. Pas d'autres grossesses. Jamais eu de pertes ni blanches, ni jaunes, ni rouges. Jamais de troubles de la miction.

Cette femme est venue consulter pour des douleurs abdominales localisées à droite. Son ventre a commencé à grossir vers janvier 1892; déjà
l'an dernier il était devenu volumineux, mais avait paru rétrograder. Poussées douloureuses intermittentes.

A l'entrée, le ventre est très douloureux surtout à la pression. La palpation et la percussion délimitent une masse volumineuse médiane. L'utérus
est au toucher très élevé, difficile à atteindre et à délimiter. Le cul-de-sac
droit est plus douloureux que le gauche.

M. Michaux diagnostique un kyste du ligament large tordu sur son pédicule.

Laparotomie le 3 septembre. Chloroforme 25 minutes.

Le pédicule est en effet tordu, il s'insère sur le ligament large, et à son
côté l'ovaire droit porte un second kyste du volume d'un œuf. Sort guérie
le 21 septembre.

Règles irrégulières depuis. Soignée encore (décembre 1892) pour son
utérus.

Observation 3. — *Erreur de diagnostic faute d'examen pendant l'anesthésie. Gonorrhée utérine sans lésions inflammatoires des annexes; petit
kyste de l'ovaire pris pour une salpingite. Fausses couches et métrorrhagies, etc...*

Laure D..., 25 ans. Suivie successivement dans le service de M. Landrieux à Lariboisière, et dans le service de M. Péan à St-Louis, d'octobre
1891 à janvier 1893.

Père vivant. Un frère vivant. Mère morte à 32 ans à la suite d'un
accouchement, grossesse trigémellaire; les trois enfants morts en naissant.

Antécédents personnels : fièvre typhoïde à 18 ans. Règles à 19 ans, toujours abondantes et avancées. — *Non mariée.* — Premiers rapports sexuels
à 22 ans. Enceinte peu après, malade depuis lors. Pas d'enfant vivant.
Trois fausses couches, à 22 ans (grossesse de 3 mois), à 23 ans (février 1891,
grossesse de 6 mois), à 25 ans (juin 1892, grossesse de 5 mois).

Métrorrhagies depuis la première fausse couche.

Leucorrhée qui a débuté à 14 ans; les sécrétions devinrent jaunâtres,
puis verdâtres *pendant* la première grossesse. Cuisson pendant la miction
pour la première fois à la même époque. Vaginisme.

Entre à Lariboisière en octobre 1891 pour ses métrorrhagies. Métrite
hémorrhagique liée aux deux premières fausses couches, endométrite blennorrhagique, uréthrite blennorrhagique, vaginite. Au toucher, je trouvai
en plus à gauche de l'utérus une masse du volume d'une mandarine, masse
très douloureuse à la pression, assez facile à limiter cependant, pour laquelle
je portai le diagnostic salpingite.

1er curettage le 15 octobre 1891. Suites immédiates très simples. Pas de
fièvre. Le 24 octobre, sans douleur, sans élévation de température, issue
par le vagin d'une assez grande quantité de pus. Je crus à l'évacuation

partielle de la collection salpingienne. Sort en assez bon état 28 jours après le curettage ; pas de nouvelle métrorrhagie, pas de douleur, mais catarrhe purulent persistant.

En février 1892, elle entre à St-Louis, reçue sur ma demande par mon collègue de la salle des femmes. Elle dissimule un début de grossesse, se plaint de douleurs abdominales persistantes et de son catarrhe purulent. Dilatation et antisepsie locale. Sort un peu améliorée sur sa demande. Revient en juin, passée à la Maternité où elle fait une fausse couche (la 3ᵉ) de 5 mois et 1/2, avec procidence du cordon et délivrance artificielle. Pertes abondantes menaçant sa vie.

2ᵉ Curettage le 29 juin, interrompu par une hémorrhagie considérable ; je recherche en vain quelques débris placentaires pendant qu'on apportait de l'eau chaude ; irrigations inutiles ; tamponnement utéro-vaginal, injection hypodermique d'ergotine. La malade est dans un état tel que, redoutant les chances d'infection de la salle commune, je la fais porter au Chalet. Le 1ᵉʳ tamponnement est remplacé, le 5ᵉ jour, par un cylindre de gaze iodoformée, puis le 10ᵉ jour par un gros drain. Immédiatement l'écoulement du pus recommence.

La malade n'avait eu pendant tout ce temps que des poussées fébriles insignifiantes, mais elle n'avait pas cessé de se plaindre d'une douleur fixe dans la fosse iliaque gauche : la salpingite. Cette douleur était décrite par elle en ces termes : « Une bête qui me ronge ».

Le 20 août la malade a repris un bon état général malgré la persistance de la douleur. Les examens successifs établissaient l'existence, au niveau du point sensible, d'une tumeur de volume variable, très douloureuse.

En présence de la persistance de ces symptômes M. Michaux décide une laparotomie pour salpingectomie unilatérale.

Chloroforme le 7 septembre 1892. Le toucher est répété ; la suppression de la douleur permet de reconnaître l'existence d'un petit kyste du ligament large parfaitement libre et mobile, qui est rapidement enlevé. Les trompes et l'ovaire droit paraissent absolument sains. Pas de pus, pas même de néo-membranes pelviennes appréciables.

Guérison rapide. Mais la métrite persiste, et malgré les soins antiseptiques les plus persistants, un peu de catarrhe utérin à peine purulent (janvier 1893).

Dans l'intervalle nous pûmes décider cette femme, manifestement alcoolique, à ne boire que du lait. Elle a été ainsi guérie de troubles gastriques intercurrents.

RÉFLEXIONS. — Cette observation m'a paru mériter à plus d'un titre la publication. Les relations de la puerpéralité, fausse couche, avec les métrorrhagies, ne sauraient être établies plus clairement : une première fausse couche est suivie de métrorrhagies, qui persistent après la seconde, et ne cèdent qu'au curettage ; retour des accidents après une 3ᵉ fausse couche. Il en est de même de l'évolution indépendante du néoplasme ovarien et de la gonorrhée. L'erreur de diagnostic qui persistera jusqu'à l'emploi du chloroforme est une véritable leçon de choses : l'endométrite, l'uréthrite blennorrhagique, l'issue intermittente de pus, les variations de volume de la tumeur et, plus que tout, ces crises douloureuses irrégulières qui en étaient arrivées à rendre tout travail impossible, devaient provoquer l'erreur tant qu'un examen complet, possible seulement pendant l'anesthésie, n'intervenait pas.

OBSERVATION 4. — *Kyste de l'ovaire et syndrome utérin, gonorrhée et pas de salpingite, grossesses multiples, pas de fausse couche, pas de métrorrhagie.*

D., femme M..., 36 ans, entrée le 18 août 1892, à St-Louis, salle Denonvilliers. Soignée antérieurement à la consultation.

Père mort, mère morte à 51 ans de tumeur abdominale. Deux frères, six sœurs vivants ; un frère et une sœur morts. Enfance bonne. Réglée à 17 ans, irrégulièrement au début. Mariée à 18 ans, mari bien portant. Cinq grossesses : à 18 ans, 21 ans, 24 ans, 30 ans et 32 ans ; couches normales, suites bonnes.

La malade vient nous trouver parce qu'elle souffre beaucoup.

Pour tout antécédent pathologique, cette femme a eu, il y a 5 mois (avril 1892) un retard de ses règles de un mois environ ; puis à la suite d'un début de péritonite (?) les règles sont revenues (fausse couche probable). En juin une métrorrhagie.

Commémoratifs de la blennorrhagie niés ; mais la malade qui affirme n'avoir jamais eu de pertes jaunâtres est atteinte actuellement d'un catarrhe nettement purulent de l'utérus, ainsi que le démontre l'examen au spéculum. Les macules de Sænger existent également. Col volumineux et rouge, ulcéré.

Utérus volumineux, latéro-déviation droite ; par le cul-de-sac gauche on sent une tumeur à surface lisse, arrondie, libre de toute adhérence, peu douloureuse au toucher.

Ponction exploratrice : liquide clair, citrin, albumineux.

Traitement antiseptique local de la métrite, qui pourrait être la véritable cause des douleurs.

Amélioration de l'état local physique, mais les douleurs persistent. Quitte l'hôpital fin octobre.

Revue en décembre, elle souffre toujours et se plaint qu'on lui ait refusé l'intervention radicale.

Observation 5. — *Kyste du ligament large, douleurs vives sans lésions inflammatoires, deux métrorrhagies prolongées.*

L. Cl., femme O..., 27 ans, entrée à St-Louis le 9 décembre 1892. Père vivant, mère morte. Un frère, deux sœurs vivants.

Réglée à 12 ans, régulièrement dès le début, encore régulièrement maintenant. Mariée à 20 ans, mari bien portant. Une seule grossesse, à terme, enfant encore vivant.

La malade n'aurait pas eu de fausses couches, mais elle a eu il y a 3 ans, une perte qui a duré 3 mois 1/2, et il y a deux ans, une autre qui a duré 2 mois.

Aucun commémoratif, aucun stigmate blennorrhagique. Elle éprouve, quand elle urine, une sensation de tiraillement dans la fosse iliaque, sensation évidemment extra-vésicale.

Les douleurs dont elle se plaint ont commencé il y a un an environ, et augmentent toujours depuis, elles lui rendent la vie impossible.

Le toucher permet de reconnaître un petit kyste du ligament large gauche, que M. Michaux, chargé du service à cette époque, veut bien me faire enlever en sa présence.

Laparotomie le 23 septembre. La malade sort guérie le 23 octobre 1892. Revenue en bon état en décembre 1892.

Observation 6. — *Métrite fongueuse récidivante. Kyste parovarien et ovaire scléro-kystique.*

L. M..., Vve P. (?), âgée de 32 ans, cuisinière, entrée le 1er juin 1892. Père vivant, 80 ans environ, bien portant. Mère vivante, 70 ans, bien portante; 3 frères vivants bien portants; 6 sœurs vivantes bien portantes. trois morts : 1 poitrinaire à 34 ans, 1 suites de couches à 25 ans, 1 ?

Dans l'enfance, jamais malade. Réglée à 13 ans, bien, toujours. Mariée à 25 ans, veuve à 26 ans. Un enfant de 6 ans 1/2 vivant, bien portant.

Accouchement normal. Elle s'est levée le 3e jour, est tombée malade, est restée trois mois au lit, souffrant du ventre, mais elle ne peut préciser. N'a jamais fait de fausse couche. (Elle doit avoir eu un enfant depuis son premier, mais elle s'est contredite et a nié....)

N'a jamais eu de métrorrhagies.

Depuis 3 ans (époque probable de sa 2e grossesse, qui pour moi n'est pas douteuse), elle a de la leucorrhée. Jamais de pertes jaunes Pas de douleurs urinaires.

Depuis sa couche (la 1re ou la 2e) elle dit avoir toujours souffert du ventre, surtout depuis 3 ans, ajoute-t-elle, ses douleurs sont surtout prononcées dans les fosses iliaques. Enfin elle a dû, en raison de ses souffrances abdominales et lombaires, cesser de travailler en avril 1892.

Examen. — Vagin sain. Utérus volumineux, 9 centim. à l'hystéromètre.

Col gros, légèrement ectropion. Prolapsus rectal et vésical pas très prononcé. Abaissement à 4 centim. environ de la vulve.

Les culs-de-sac sont empâtés. A droite, masse du volume d'une petite mandarine, arrondie, moyennement douloureuse à la pression.

État général médiocre. Digestions mauvaises, anorexie. Périodes de constipation et périodes de diarrhée. Alcoolisme probable professionnel. Entrée salle Denonvilliers, le 1ᵉʳ juin 1892. Soignée d'abord par des cautérisations intra-utérines, des pansements intra-utérins et vaginaux, sans résultat.

Le 20 juillet, curettage. Bon résultat immédiat. Elle se lève le 4 août. Bientôt elle est reprise des mêmes douleurs. L'utérus n'a que très peu diminué de volume, 8 1/2.

20 août. Hystérectomie vaginale (Camescasse). Durée 30′.

Le 21. Coliques hépatiques, suivies d'ictère.

L'hystérectomie a montré que les fongosités utérines s'étaient déjà reproduites. L'utérus contenait des fongosités brunâtres assez molles.

Les ovaires venus facilement étaient, à droite sain, à gauche scléro-kystique. De plus, la trompe gauche portait un kyste séreux du volume d'une grosse noix.

Sortie guérie le 20 septembre.

Revue le 7 novembre, elle revient de la campagne en bon état, son estomac aussi va mieux (elle a consenti à boire du lait en mangeant). Elle a dansé et monté à cheval pendant son séjour à la campagne.

OBSERVATION 7 (personnelle). — Gonorrhée, péri-salpingite et péri-ovarite bilatérale ; kyste sanguin de l'ovaire droit scléro-kystique, kyste séreux de l'ovaire gauche ; métrorrhagies, fausse couche. Ponction exploratrice, hystérectomie. Cholérine épidémique pendant la convalescence. Guérison.

La nommée B..., Armandine, âgée de 25 ans, ménagère, entre à St-Louis, salle Denonvilliers, le 15 août 1892 (elle était soignée depuis plusieurs mois à la consultation). Père vivant asthmatique, mère morte à 23 ans de maladie non déterminée. Ni frère ni sœur. Anémique pendant toute son enfance. Réglée à 17 ans, règles difficiles, douloureuses, revenant toutes les 3 semaines. Mariée à 18 ans. Une fausse couche de trois semaines à 19 ans. Un enfant à 20 ans, l'enfant est actuellement bien portant. A la suite de sa fausse couche, métrorrhagie qui a duré 1 mois. Depuis, les règles sont très irrégulières, et la grossesse n'a rien changé à cet état. Leucorrhée abondante depuis longtemps (?). Catarrhe muco-purulent jaune puis verdâtre depuis six mois. A cette époque elle éprouvait une douleur cuisante, vive pendant la miction.

Cette douleur a disparu depuis pour faire place à un peu d'incontinence des urines. Pas de dyspareunie. En même temps que la leucorrhée faisait place au catarrhe purulent, la malade a commencé à souffrir de douleurs

— 117 —

aiguës dans le ventre avec irradiations lombaires. Depuis un mois elle aurait de la fièvre et perdrait l'appétit. État général satisfaisant cependant.

Examen local. — Utérus volumineux, immobilisé en rétroflexion ; il paraît absolument adhérent et il en sera tout autrement pendant l'anesthésie. Hystérométrie, 7 centim. 1/2 ; muqueuse du col rouge, saigne facilement ; orifice dilaté ; écoulement muco-purulent. Les culs-de-sac vaginaux sont empâtés ; à gauche on sent une masse arrondie du volume d'une mandarine ; à droite une masse irrégulière du volume d'une noix.

Premier diagnostic : métrite gonorrhéique avec double salpingite, pelvi-péritonite exsudative. Soins : injections au sublimé, lavages intra-utérins ; puis crayons au sublimé et tampons à la glycérine iodée. L'état de la muqueuse utérine s'améliore, mais il n'y a aucun soulagement des douleurs.

Le diagnostic ne paraissant pas parfait, je pratique une double ponction exploratrice : à gauche liquide séreux, albumineux, à droite du sang noir ancien.

En raison de la bilatéralité des lésions et des adhérences certaines, M. Michaux, remplaçant M. Péan, pratique cependant l'hystérectomie. Le diagnostic indiqué par la ponction est vérifié : kyste sanguin entre la trompe et l'ovaire (scléro-kystique) à droite ; à gauche, petit kyste de l'ovaire. Les annexes adhéraient aux parois.

Six jours après l'opération cette malade fut prise, en même temps que d'autres dans l'hôpital, d'accidents cholériformes graves ; elle sort néanmoins guérie le 11 septembre.

Observation 8 (personnelle). — *Gonorrhée et syphilis. Persistance des stigmates de la gonorrhée après 10 ans. Gonorrhée maritale et stérilité de la femme d'emblée (syphilis aussi). Pas de métrorrhagie.*

Sch. A..., âgée de 28 ans, soignée à la consultation. Père, mère vivants. Une sœur de 25 ans. Pas d'autres. Enfance bonne. Réglée à 15 ans, bien réglée depuis. Mariée à 19 ans ; mari gonorrhéique et syphilitique, d'ailleurs bien portant. Pas de métrorrhagie, pas de grossesse. Catarrhe purulent, pertes jaunes empesant le linge depuis son mariage. Cuisson en urinant au début. Dyspareunie et douleur dans la fosse iliaque depuis la même époque à peu près. A subi le traitement ioduré.

Vient à la consultation pour ses douleurs. État général satisfaisant, malgré une dyspepsie soignée attentivement par le vin de quinquina.

Examen. — Macules gonorrhéiques de Sænger ; col petit, dur, complètement dévié à gauche. Utérus peu mobile ; les tentatives de déplacements sont peu douloureuses ; volume normal ; corps dévié à droite. Le cul-de-sac latéral gauche est occupé par un empâtement diffus, mal limité, dont la palpation provoque un mouvement de défense caractéristique. Au spéculum la muqueuse vaginale paraît saine. Col de nullipare très petit, pointu, non ulcéré, dont l'orifice laisse suinter des mucosités purulentes.

Diagnostic : Endométrite blennorrhagique ; latéro-déviation ; salpingite gauche.

Traitement : Cette malade a été mise entre les mains d'un électricien et n'a pas été revue.

OBSERVATION 9. — *Gonorrhée ; salpingite double ; ponction amenant du pus. Grossesses niées, état du col. Endométrite améliorée par traitement conservateur.*

R. V..., 22 ans ; traitée à la consultation. Père vivant, bien portant ; mère vivante, souffre dans l'abdomen ; deux frères bien portants ; une sœur morte en bas âge.

Réglée à 15 ans, irrégulièrement et douloureusement. Mariée à 19 ans. Mari bien portant (pas de renseignements spéciaux). Elle nie toute grossesse. Depuis son mariage, elle a des pertes jaunes, des douleurs très intenses pendant et après la miction : uréthrite et cystite. Dyspareunie. Douleurs surtout à droite pendant le coït, mais habituellement elle souffre dans les deux fosses iliaques.

Elle a eu il y a deux mois, une perte abondante de sang après un retard des règles.

Examen. — Macule gonorrhéique de Sænger. Muqueuses rouges ; saignant facilement ; orifice du col dilaté qui fait croire à une ou plusieurs fausses couches. Hystérométrie : 7 centim. 1/2. Écoulement muco-purulent.

Au toucher l'utérus paraît un peu volumineux. Les culs-de-sac latéraux sont empâtés ; à droite trompe sinueuse, ovaire volumineux ; à gauche un cordon du volume de deux doigts.

Le 26 juin, *ponction exploratrice* qui fournit quelques gouttes d'un pus épais, crémeux, sans odeur appréciable.

DIAGNOSTIC comme plus haut. TRAITEMENT : Injections au sublimé deux fois par jour ; puis crayons à l'ichthyol. Tampons à la glycérine iodée.

Amélioration rapide du vagin et remplacement de la sécrétion purulente, par une sécrétion transparente. Les lésions annexielles sont peu modifiées ; la malade ne revient pas.

OBSERVATION 10. — *Gonorrhée ; lésion suppurée ; unilatérale en apparence, bilatéralité latente, puis réelle. Métrite parenchymateuse. Ponction inoffensive amenant du pus. Pas de métrorrhagie. Traitement conservateur.*

L. M..., 33 ans, journalière, traitée à la consultation. Père et mère vivants. Un frère vivant ; un mort en bas âge ; une sœur morte à 22 ans de bronchite (?). Réglée à 15 ans, règles régulières. Mariée à 19 ans ; mari bien portant, mort à 31 ans de la rage. Quatre grossesses ; accouchements normaux ; suites bonnes ; à 21, 22, 25 et 33 ans. Pas de fausses couches ; pas de métrorrhagie.

État actuel. — La malade ne souffre que depuis sa dernière couche (extra-conjugale), mais elle a, dit-elle, des pertes jaunes depuis qu'elle a été réglée; ces pertes sont devenues plus abondantes depuis son mariage. Pas de troubles urinaires; pas de vaginisme; pas de dyspareunie. Douleurs constantes dans les deux côtés du ventre. État général bon, sauf nervosisme. Anorexie et constipation; usage des toniques.

1er *Examen.* — Spéculum : col volumineux, élargi; ectropion des lèvres; écoulement de mucosités jaunâtres.

Au toucher le cul-de-sac est empâté, rempli par une masse du volume d'une mandarine, située très près de l'utérus dont le corps est attiré de ce côté, et abaissé dans son ensemble. *On ne sent rien à gauche.*

1re ponction qui ramène du sang pur. Rein mobile perceptible dans le flanc droit.

Traitement : Injections antiseptiques; cautérisations du col à la teinture d'iode.

2e *Examen* (douze jours après). — La malade déclare ne plus souffrir depuis neuf jours. Mêmes résultats du toucher, sauf une souplesse plus grande de toute la région; *ce qui permet de sentir à gauche un cordon large, mou et mobile, qui est la trompe augmentée de volume et sinueuse.* Traitement à la consultation seulement : injections intra-utérines et pansements iodés.

3e *Examen.* — La malade ne souffre pas ; la tumeur droite a maintenant la forme d'un cordon; *à gauche on ne sent plus rien.*

Deuxième ponction à droite : la seringue rapporte facilement quelques gouttes de pus. On continue le traitement une semaine, et la malade ne revient plus.

RÉFLEXIONS. — Cette observation est un remarquable exemple de la bilatéralité latente.

Les lésions gauches échappent d'abord à l'exploration, puis deviennent perceptibles, et enfin semblent disparaître sous l'influence du traitement. Il est regrettable que cette malade ait été perdue de vue.

A un autre point de vue on doit remarquer ici l'innocuité absolue de deux ponctions exploratrices au cours de lésions suppurées.

OBSERVATION 11. — *Gonorrhée ; lésion unilatérale en apparence : petit kyste de l'ovaire ; plus tard, récidive du kyste à l'occasion de laquelle on constate une double salpingite avec des adhérences. Deux grossesses ; métrorrhagies.*

O. E..., 33 ans, soignée à la consultation de St-Louis, en juin 1892, revenue en janvier 1893. Père mort noyé ; mère morte par péritonite et inflammation intestinale à la suite de l'ablation d'une tumeur abdominale. Trois frères vivants (un atteint de gastrite); une sœur vivante. Pas d'autres.

Enfance bonne; réglée à 13 ans; régulièrement. Mariée à 19 ans; mari bien portant. Une couche à 28 ans, enfant encore vivant; une autre à 29 ans, enfant mort de méningite. Pas de fausse couche. Métrorrhagies abondantes, il y a plus de deux ans; elles ont été jugées par un curettage.

État actuel. — Début il y a deux ans par des pertes verdâtres, avec cuisson en urinant, puis dyspareunie intense et douleurs dans le bas-ventre qui l'empêchent maintenant de travailler. Syndrome utérin; malaises, faiblesses, anorexie, digestions difficiles, gastralgie, constipation. La malade peut se reposer et présente un état général assez bon.

1er *Examen*, 2 juin. — Utérus volumineux, position normale; à gauche rien, ovaire non trouvé; à droite l'ovaire et la trompe forment une masse confuse perceptible par le palper, cette masse paraît immobilisée.

Macules gonorrhéiques de Sænger; muqueuse du col rouge, saigne facilement; col petit, étroit, dur, traitement antiseptique local. Amélioration.

2e *Examen* le 13. — La masse qui occupe le cul-de-sac droit, est beaucoup mieux délimitée. Rien à gauche quoique la malade continue à souffrir des deux côtés.

Ponction avec la seringue de Roux; liquide clair, citrin, albumineux.

Le traitement local de l'endométrite amène dès le commencement de juillet, une sédation telle des symptômes fonctionnels que la malade retourne à son travail.

6 janvier 1893. La malade revient à la consultation; ses douleurs sont revenues d'abord par intermittences, puis récemment elle a eu deux poussées aiguës pour lesquelles elle a dû garder le lit.

3e *Examen*. — Le kyste du côté droit persiste, il n'a pas changé de volume; l'empâtement des culs-de-sac est revenu; on perçoit du côté gauche la trompe, allongée, sinueuse, peu mobile et très douloureuse. La patiente réclame une intervention radicale.

RÉFLEXIONS. — Cette observation est un exemple de la bilatéralité latente, ou mieux de la bilatéralité en puissance des lésions gonorrhéiques. A un autre point de vue on peut dire que le choix du mode d'intervention, ne sera que très peu influencé par l'existence du kyste. Enfin l'innocuité de la ponction est remarquable, alors qu'à côté, autour de la lésion non virulente, le kyste, existaient des lésions infectieuses.

OBSERVATION 12 (personnelle). — *Kystes multiples des deux ovaires; adhérences anciennes et étendues; gonorrhée; poussées de pelvi-péritonite; syphilis.*

D. A...., 28 ans, soignée à la consultation en juin 1892; entrée à l'hôpital le 24 septembre. Père mort d'une maladie de cœur. Mère vivante. Quatre frères vivants, deux sœurs vivantes ; une sœur morte. Réglée à 12 ans. Encore bien réglée actuellement. Non mariée. A 16 ans une fille, actuelle·ment vivante. Pas de fausse couche, pas de métrorrhagie.

Leucorrhée postérieure à la grossesse. Elle aurait eu à 18 ans, à la suite de fatigues, une poussée de pelvi-péritonite; alitée six semaines. Deuxième atteinte semblable à 22 ans ; troisième enfin l'année dernière (27 ans).

Dans l'intervalle elle a été soignée à St-Louis, pour la syphilis. Elle avait alors des pertes jaunâtres et quelques douleurs à la miction. Pas de dyspareunie.

Anémie, pas d'anorexie.

État actuel. — Souffre continuellement depuis 6 mois dans le bas-ventre et les reins. Les douleurs sont assez intenses pour l'empêcher de travailler (couturière).

1er examen sans chloroforme : col rouge, non ulcéré, sécrétion louche, utérus volumineux en antéflexion. Dans le cul-de-sac droit, masse assez ferme, à contour lisse, un peu irrégulier, du volume d'un œuf. Dans le cul-de-sac gauche, masse arrondie, allongée qui tient à l'utérus.

Ponction : liquide transparent, citrin, albumineux.

Antisepsie de la muqueuse utérine jusqu'en juillet.

Entre à l'hôpital le 24 septembre. Laparotomie le 29 : Trois poches kystiques adhérentes à droite, une à gauche également adhérente.

Sort guérie le 22 octobre.

Vient cependant de temps en temps faire soigner son catarrhe utérin qui persiste.

OBSERVATION 13. — *Infection mixte, gonorrhéique et commune ; vaste suppuration pelvienne bilatérale, phlegmon du ligament large et salpingite. Fausse couche et métrorrhagies.*

L. D., femme G..., 34 ans, entrée le 2 août, salle Denonvilliers. Père mort; mère morte d'une péritonite. Ni frère, ni sœur. Quelques bronchites pendant l'enfance. Réglée à 15 ans. Mariée à 25 ans ; mari assez bien portant.

Une fausse couche de 6 mois 1/2 avec hydropisie de l'amnios à 26 ans.

Un accouchement normal à 28 ans ; enfant vivant.

Métrorrhagie abondante au début de la première grossesse. Dyspareunie avant la deuxième grossesse ; à la même époque sensation de cuisson en urinant et catarrhe purulent.

Trois ans après la deuxième grossesse, vives douleurs abdominales comparées aux douleurs de l'accouchement. Ces douleurs n'ont duré que quinze jours; rien pendant deux ans.

En octobre 1891, réapparition des douleurs qui auraient été soignées comme des coliques hépatiques. Les douleurs occupaient le flanc droit;

irradiations crurales et hépatiques ; pas d'irradiations dorso-scapulaires. Crise durant pendant plusieurs heures, débutant sans raison à un moment quelconque, accompagnée parfois de vomissements ; jamais d'ictère.

État actuel. — Les douleurs se reproduisent de plus en plus fréquemment ; moins vives mais presque continuelles, localisées surtout dans le bas-ventre.

Examen local. — 28 juin 1892. Vagin sain. Col mou, volumineux, leucorrhée peu abondante, pas de pus. Utérus volumineux paraissant remonter à 2 travers de doigt au-dessus du pubis. Examen très douloureux. Culs-de-sac empâtés ; lésions diffuses impossibles à délimiter ; masse plus volumineuse à gauche qu'à droite.

Les deux tumeurs sont molles.

Ponctions dans les deux tumeurs. Pus non fétide, jaune clair, bien lié des deux côtés.

Malgré la virulence des lésions la malade peut rentrer chez elle à pied sans le moindre inconvénient. Elle avait en effet refusé d'entrer immédiatement dans le service.

Entre le 2 août. Tentatives inutiles de traitement antiseptique local. L'état général reste bon, mais le volume des lésions locales augmente.

1er septembre. M. Michaux pratique l'hystérectomie vaginale par le procédé de Müller-Routier. Utérus volumineux, extraction difficile. Poche purulente à droite, mal délimitée, au milieu de laquelle on trouve la trompe droite congestionnée et hypertrophiée.

Poche purulente à gauche paraissant avoir dédoublé le ligament large ; la trompe gauche, pleine de pus, dilatée est oblitérée.

Décortication des poches sans menace d'hémorrhagie, malgré adhérences nombreuses.

Quatre pinces à demeure. Suite simple, pas de température ; sort guérie sans fistules le 18 septembre.

Revue le 5 novembre : état excellent, plaie cicatrisée, leucorrhée légère.

RÉFLEXIONS. — Il est regrettable que les circonstances ne nous aient pas permis de pratiquer un examen bactériologique. Ce cas devrait être, en effet, un exemple d'infection mixte. Au point de vue de l'innocuité des ponctions exploratrices on ne peut désirer mieux ; non plus qu'au point de vue du résultat thérapeutique de l'hystérectomie, de sa puissance curatrice.

OBSERVATION 14 (personnelle). — *Phlegmon du ligament retardé (6 ans après l'accouchement). Pelvi-péritonite modérée au voisinage. Infection commune.*

C. B..., 28 ans, entre à l'hôpital St-Louis le 15 septembre 1892. Père vivant, mère morte de la poitrine à 33 ans. Trois frères et trois sœurs vivants ; une sœur morte en bas âge.

Réglée à 17 ans, irrégulièrement ; dysménorrhée depuis ses premières règles. Non mariée.

Une grossesse à terme à 33 ans ; enfant vivant. Pas de fausse couche, jamais de métrorrhagie.

Suites de couches mauvaises, ayant laissé une sensibilité de la région exagérée par les rapports sexuels.

Il y a 18 mois, en soulevant un fardeau, elle éprouve subitement une vive douleur abdominale ; et peu après commença un écoulement purulent. La douleur a persisté depuis cette époque ; elle n'est pas exactement localisée, mais cependant beaucoup plus marquée du côté gauche du ventre.

Le 1er août 1892 (il y a six semaines au moment de l'entrée), les règles sont venues en retard de huit jours (ce qui lui est arrivé souvent antérieurement).

Le 10 septembre, sans cause connue (?), dit-elle, elle a été prise tout à coup de vives douleurs au niveau de la fosse iliaque gauche. Depuis, frissons, température élevée, langue sèche, facies grippé ; en somme, état infectieux aigu. Vives douleurs abdominales réveillées au moindre mouvement.

L'examen, pénible, permit de reconnaître un utérus aplati contre le pubis, par une tumeur qui le déborde en arrière et surtout à gauche.

Cette masse volumineuse dépasse le pubis en haut et ne s'arrête qu'à trois travers de doigt de l'ombilic. L'état des annexes droites ne peut être établi ; repos, injections antiseptiques, larges cataplasmes : amélioration douteuse, la température est toujours à 39° ou 39°,5.

Le 20 septembre, il semble au toucher que la collection dépasse le bord droit de l'utérus, mais il n'en est rien, ainsi qu'on peut s'en assurer pendant l'anesthésie avant que M. Michaux pratique l'hystérectomie.

Opération, le 28 septembre. — Extraction de l'utérus assez facile ; l'ouverture des culs-de-sac ne donne pas issue au pus. Au contraire, quand on essaye d'attirer les annexes du côté gauche, il s'écoule brusquement une grande quantité de pus sanieux et fétide (2 litres environ). La collection était entièrement contenue dans le ligament large dédoublé dans toute son étendue, y compris le méso-salpinx, de telle sorte que la trompe, notablement épaissie, n'est intéressée que parce qu'elle constitue une partie de la paroi de l'abcès. Elle baigne dans le pus, mais n'en contient pas. Décortication pénible, mais qui peut être menée à bien.

A droite, les annexes adhèrent un peu, mais sont amenées assez facilement. La trompe, certainement congestionnée, est peu volumineuse.

Suites excellentes : la température descend à la normale dès le 4e jour. La malade sort guérie le 16 octobre.

Revue en janvier 1893 en très bon état.

OBSERVATION 15 (personnelle). — *Métrorrhagies anciennes par fausses couches. Métrorrhagies actuelles par carcinome.*

M. V..., âgée de 45 ans, domestique cuisinière. Entrée le 28 juillet 1892, salle Denonvilliers puis Cruveilhier.

Père mort à 60 ans de ? Mère morte à 63 ans d'une affection abdominale. Deux frères, un vivant bien portant, un mort infirme à 15 ou 16 ans. Personnellement, enfance maladive, variole à 34 ans. Péritonite à la suite d'une couche à 30 ans. Réglée à 15 ans; bien mariée à 27 ans. Cinq enfants à terme, trois fausses couches.

Depuis la première couche qui remonte à l'âge de 28 ans, elle n'a pas cessé de souffrir du ventre. Elle a eu plusieurs fois des métrorrhagies qui ont été traitées par des cautérisations.

Pendant ces dernières années, elle a eu de la leucorrhée jaunâtre abondante, à peu près cessée.

Elle n'a pas actuellement de pertes abondantes, mais fréquemment de petites pertes sanguinolentes peu odorantes, en dehors de ses règles qui sont parfaitement régulières.

Elle se plaint surtout de faiblesse, d'amaigrissement, de troubles de sa nutrition.

Dans le ventre, elle souffre peu.

Localement, l'utérus est volumineux, un peu basculé en arrière, le col est énorme, couvert de petites indurations, et présente sur la lèvre inférieure une ulcération à bords nets, à surface bourgeonnante de la largeur d'une pièce de 50 centimes.

L'examen microscopique ayant montré qu'il s'agissait d'un épithélioma, on pratique le 3 septembre l'hystérectomie vaginale. Procédé Muller. Durée, 25 minutes environ.

Du côté gauche on trouve un petit kyste de l'ovaire de la grosseur d'une petite noix.

Sortie, 30 septembre.

Opérée par moi devant M. Michaux.

Revue en décembre, bien portante.

OBSERVATION 15 *bis* (due à l'obligeance de mon collègue, M. le Dr Besoit.

M. L..., 31 ans, entre le 1er juin 1891 à l'hôpital St-Louis, salle Denonvilliers.

Père mort, mère vivante. Un frère vivant. Enfance bonne, à 20 ans, syphilis, traitement spécifique. Pas de grossesse. Entre à l'hôpital pour douleurs violentes dans le bas-ventre, douleurs survenues subitement en même temps qu'un écoulement purulent abondant. Pas de pertes de sang. Dysménorrhée, mais règles régulières.

Pas de pus dans l'urine; organes généraux sains.

Opérée peu après son entrée, hystérectomie totale. Sort de l'hôpital après trois mois, puis revient avec une fistule purulente vaginale. Traitement : pansement quotidien, irrigations. Sort une deuxième fois.

Revient pour la troisième fois avec une fistule et un suintement considérable.

A l'examen, M. Péan trouve au fond du vagin très étroit un orifice qu'il incise et dilate progressivement.

« Le 1ᵉʳ février 1893, nous (M. Benoit) trouvons au fond du vagin un trajet fistuleux de 7 à 8 centimètres de profondeur. Nous pratiquons alors une petite dilatation du trajet, dilatation qui est entretenue soigneusement. Cautérisation toutes les semaines avec teinture d'iode, ou chlorure de zinc ou nitrate d'argent. Entre deux pansements, maintien dans le trajet d'une bande de gaze iodurée imbibée de glycérine et maintenue par un gros tampon.

L'écoulement a mis plusieurs mois à se tarir progressivement, mais la malade a obtenu la guérison qu'elle méritait par sa rare docilité.

Sortie de l'hôpital, le 30 mai 1893, complètement guérie. »

OBSERVATION 16. — *Grossesse tubaire rompue. Hématocèle extra et intrapéritonéale. Compression du rectum. Laparotomie. Mort.* (Empruntée à W. BIXALD.) THOMAS STOKER, *Acad, royale de médecine irlandaise.* Section d'obst., 3 mars 1889.

Femme de 24 ans, mariée depuis 4 ans, ayant eu antérieurement des signes de lésions des annexes du côté gauche. Rupture d'une grossesse tubaire de deux semaines environ de la trompe gauche. La malade resta sans soins pendant 8 jours, et en présence de la péritonite, des douleurs, des vomissements et de l'épuisement, la laparotomie fut pratiquée presque sans espoir et suivie de mort 8 heures après. La trompe et le ligament large du côté gauche renfermaient une hématocèle du volume d'un œuf de dinde et le péritoine était le siège d'une énorme extravasation sanguine, due sans doute à l'effusion des vaisseaux du placenta. Ligature et ablation du ligament large, toilette du péritoine. La grossesse s'était faite dans la trompe près des franges ; le rectum était comprimé par les caillots intra-péritonéaux.

OBSERVATION 17. — *Laparotomie pour hématocèle péri-utérine. Grossesse tubaire du côté gauche. Embryon de deux mois.* (Empruntée à W. BIXALD. Loc. cit., p. 53.) BAZY. *Bulletin et Mémoires de la Société de Chirurgie.* Séance du 14 janvier 1891, t. XVII, nᵒˢ 1-2, p. 67.

« Il s'agit d'une jeune femme de 23 ans que j'avais vue au printemps dernier pour une salpingo-ovarite double. Celle-ci avait été améliorée et on peut dire guérie par le repos, les révulsifs et les irrigations chaudes.

Il y a dix jours, j'ai été appelé de nouveau auprès d'elle et j'ai constaté l'existence d'une tumeur volumineuse partant du petit bassin, sensible par le toucher vaginal dans le cul-de-sac gauche et postérieur, et repoussant l'utérus en avant et à droite. Cette tumeur se montrait tout près de l'ombilic, ne dépassant pas la ligne médiane et occupant toute la région hypogastrique et iliaque gauche.

Cette tumeur s'était développée dans les circonstances suivantes : La malade était partie pour la campagne et y était restée deux mois ; elle était rentrée très bien portante, elle avait vu ses règles disparaître deux mois de suite ; elle était allée consulter dans un hôpital où elle a été touchée, dit-elle, par sept à huit personnes. Elle avait souffert.

Rentrée chez elle, elle avait eu une métrorrhagie abondante, et peu à peu s'était développée dans le côté gauche du ventre une tumeur qui avait grossi peu à peu et avait acquis le volume actuel dans l'espace de quinze jours. Depuis ce moment, elle continuait à perdre son sang goutte à goutte ; elle a de la fièvre et s'affaiblit.

Dans ces conditions, je n'hésite pas à proposer la laparotomie qui est acceptée immédiatement, et son mari la fait entrer dans le service de M. Ch. Auger, qui veut bien me permettre de l'opérer et m'assister dans cette opération. La température de la malade la veille et l'avant-veille était de 38°,3 et 38°,5.

L'opération a eu lieu le 18 janvier.

Toutes les précautions antiseptiques prises, je fis une incision de 7 cent. environ sur la ligne blanche. Arrivé sur le péritoine, je trouve l'épiploon épaissi et infiltré de sang, je l'écarte et vois immédiatement une masse grisâtre, fusiforme, transversalement étendue, que le toucher me montre adhérente d'une part à l'utérus et de l'autre au détroit supérieur.

Cette masse, dans sa partie la plus large, mesure 5 centim. environ, elle est fluctuante ; c'est évidemment la trompe distendue. Je la ponctionne avec le gros trocart et l'appareil Potin. Il sort un liquide rougeâtre, un peu trouble. Je la dégage en avant et je tombe sur une masse considérable de caillots noirs que j'enlève avec les doigts et, en les enlevant, je m'aperçois que sans effort, j'ai pu passer mon doigt au-dessous de la trompe. A ce moment, il vient du sang rouge en certaine quantité. Je passe un fil de soie double au-dessous de la trompe et je la lie en dedans et en dehors.

Cette hémorrhagie s'arrête, j'enlève encore des caillots avec les doigts et par le lavage à l'eau bouillie chaude. A un moment, je vois apparaître surnageant entre les bords de l'incision, un petit embryon de 2 mois environ très bien conservé ; je refais le pédicule externe de la trompe qui tenait mal. Je place un double fil entrecroisé tout à fait contre les parois du bassin. J'achève la toilette du péritoine et fais un drainage Mirkuliez avec de la gaze antiseptique simple. Je referme dans les autres points mon incision par une suture à étages.

Aujourd'hui, 4 jours après l'opération, la malade est dans un état très satisfaisant. »

OBSERVATION 18. — *Hématocèle rétro utérine. Guérison par résorption de l'épanchement. Persistance d'une lésion des annexes.* — Observ. de W. Bixaro, thèse de Paris, 1892, p. 127 et s.

Adeline O..., domestique, 23 ans, salle Gosselin, lit n° 10 (1891).

Antécédents héréditaires. Père vit bien portant. Mère morte d'un carcinaire. — *Antécédents personnels.* Rougeole à 8 ans. Incontinence nocturne d'urine jusque vers 15 à 17 ans. Abcès axillaire gauche, sans complications ultérieures. De juillet à août 1891, séjour à Cochin pour une dothiénentérie.

Réglée dès 14 ans, mais menstruation régulière seulement quelques mois après, et toujours précédée de douleurs assez vives, surtout au niveau de la fosse iliaque droite. Pas de grossesse ni de fausses couches. Séjour en 1889 dans le service du professeur Jaccoud pour une métrite hémorrhagique traitée par des injections d'eau chaude et tamponnements. Quelques jours après, survient un écoulement leucorrhéique léger disparu à la sortie de la malade dont les règles restent néanmoins assez douloureuses.

En 1891, consécutivement à la fièvre typhoïde, suspension des menstrues durant deux mois, suivie d'une période pendant laquelle les règles varient dans l'époque de leur apparition, en même temps que la quantité de l'écoulement sanguin se trouve ou diminuée ou augmentée.

En octobre 1891, à la fin d'une époque menstruelle, la malade, sans raison aucune, ressent au niveau du flanc droit des picotements très pénibles qui, à son dire, auraient été accompagnés d'un léger ballonnement abdominal.

Le lendemain cependant elle peut reprendre son travail, mais prise d'un violent frisson elle est obligée de l'interrompre.

Un jour après, dans la rue, incontinence d'urine, suivie de douleurs abdominales violentes, qui nécessitent le repos ; amélioration consécutive pendant laquelle la malade peut de nouveau vaquer à ses occupations ; la réapparition des douleurs la force à entrer à l'hôpital le 5 novembre.

A l'examen, l'utérus est immobilisé et porté un peu en avant. Dans le cul-de-sac postérieur et dans le cul-de-sac latéral droit, tumeur rénitente présentant en son centre un point fluctuant et indépendante de l'utérus.

Le toucher rectal permet de sentir la saillie qu'elle fait du côté droit du rectum.

A l'exploration bimanuelle, le doigt rectal permet de la limiter dans ses contours exacts. A gauche, où la palpitation est douloureuse, il existe un peu d'empâtement.

En présence de ces signes on diagnostique l'existence d'une hématocèle rétro-utérine. Le traitement institué consiste dans l'application de larges vésicatoires au niveau de l'hypogastre et l'immobilité absolue dans le décubitus dorsal.

Durant quinze jours environ, la malade a quelques accès fébriles en même temps qu'elle présente des signes non douteux de pelvi-péritonite légère ; puis tout rentre dans l'ordre et un second examen permet de constater une diminution notable de la tumeur. Le repos au lit est toujours rigoureusement observé. Le 20 décembre on constate localement les signes suivants : dans le cul-de-sac postérieur, au niveau de l'ancienne tumeur existe une saillie indurée de la grosseur d'une noix et qui répond à la collection primitive. Le toucher rectal contrôle cette donnée; en outre l'exploration bimanuelle révèle du côté droit l'existence d'une trompe volumineuse, douloureuse, dont on circonscrit mal le pourtour, et qui est manifestement fluctuante ; à gauche, la trompe est aussi plus volumineuse qu'à l'état normal, mais ne réveille pas de douleurs à l'examen et ne paraît pas fluctuante.

Le 6 janvier, la malade a eu ses règles accompagnées comme de coutume de troubles divers, douleurs abdominales, céphalagie interne et insomnie.

OBSERVATION 19. — *Grossesse tubaire. Rupture du kyste fœtal au 3e mois. Hémorrhagie et péritonite. Mort.* H. YSQUEZ. *Bulletin de la Société anatomique de Paris, année 1883, 5e série, t. II, p. 711.*

M. D..., âgée de 27 ans, entre le 6 novembre 1883, dans le service de M. le Dr Letulle, à l'hôpital Tenon.

Cette femme arrive à l'hôpital avec tous les signes d'une péritonite généralisée en même temps qu'avec un état d'anémie profonde et il est difficile d'obtenir d'elle des renseignements bien satisfaisants.

Mariée à 20 ans elle n'avait jamais eu de grossesse et son état de chloro-anémie ne s'était que peu amélioré pendant ses dernières années.

Au mois de janvier 1883, elle fut prise, sans cause appréciable, de douleurs vives dans le ventre avec fièvre et vomissements et resta trois semaines au lit. Le médecin la soigna alors pour une pelvi-péritonite.

Remise de cet accident la malade vit ses règles réapparaître comme d'habitude et cela jusqu'au mois de septembre.

En octobre il y eut encore quelques pertes de sang, mais non à l'époque de ses règles, et les pertes furent peu abondantes.

Le 6 novembre, la malade recommença à perdre ; le même jour, étant au lavoir, elle prit froid, dit-elle, et ressentit presque immédiatement une vive douleur dans le ventre avec frissons répétés, état syncopal, etc.

Presque aussitôt apparurent des vomissements verdâtres et le ventre commença à ballonner.

Depuis ce jour les symptômes ne firent que s'aggraver et le 9 novembre la malade entrait dans notre service.

État à l'entrée. Péritonite généralisée avec respiration anxieuse, pouls petit, très mou, muqueuses pâles, décolorées.

La malade meurt quelques heures après son entrée à l'hôpital.

Autopsie, faite le 12 novembre à 9 heures.

Aucune altération des organes autre qu'une anémie extrêmement prononcée et une légère congestion de la base des deux poumons.

Toutes les lésions se trouvent dans l'abdomen et le petit bassin. Elles sont de deux sortes :

1° Tout d'abord on constate tous les signes d'une péritonite récente ; les anses intestinales se sont agglutinées entre elles et la surface de la séreuse présente une viscosité et une congestion caractéristiques.

2° On s'aperçoit de plus que le petit bassin est rempli d'une quantité considérable de sang, soit liquide, soit en caillots.

Lorsque l'on débarrassa le petit bassin de la masse sanguine, ce qui se fait très facilement aucune ébauche d'enkystement ne s'était encore produite ; on voit que la source de l'hémorrhagie réside dans la rupture d'un kyste tubaire, de la grosseur du poing environ, allongé suivant la direction de la trompe droite, libre de la cavité du bassin et n'adhérant pas à l'utérus.

Ce kyste est un kyste fœtal, appartenant à la variété des kystes tubaires vrais et contenant un embryon de 2 mois 1/2 à 3 mois ; longueur 7 centimètres ; poids 12 gr., sexe mâle.

La constitution de ses parois ne présente rien de spécial. Disons encore qu'il laisse complétement l'ovaire en dehors de lui et appliqué seulement sur son extrémité externe. Cet ovaire, de volume normal, contient dans son intérieur une dilatation kystique du volume d'une noisette environ.

Le kyste fœtal et la trompe étant incisés, on voit qu'il existe un rétrécissement considérable du diamètre de la trompe à la partie moyenne du trajet qui sépare l'utérus de l'extrémité interne du kyste.

Un stylet ne peut en effet traverser ce point rétréci et cela sur l'étendue d'environ un centimètre. La cause de ce rétrécissement est manifestement l'existence d'une bande fibreuse allant du bord supérieur de l'ovaire au bord supérieur du point rétréci de la trompe et déterminant un froncement de ce dernier organe.

Les autres organes, trompe, ovaire, sont sains, l'utérus est hypertrophié. Les parois mesurent 2 cent. 1/2 au niveau du fond. On constate de plus quelques adhérences péritonéales anciennes dans le cul-de-sac utéro-rectal à la base du ligament large à droite.

Observation 20, d'après d'Hottman de Villiers.

Cette première observation est de Seuvre (1) et date de 1873. Il s'agit d'une malade, âgée de 34 ans, ayant eu, à 24 ans, un enfant mort-né ; six semaines de maladie à la suite.

En décembre 1872, au moment d'une de ses époques menstruelles, elle fut prise de douleurs hypogastriques vives. Entrée à Cochin le 8 janvier 1873. Pas de fortes douleurs. Le palper abdominal révèle, vers la fosse

(1) Seuvre. Abcès pariétal de la trompe. *Gaz. des Hôpitaux*, 1873.

iliaque droite, en avant de la symphyse sacro-iliaque, une tumeur du volume d'un marron, ferme, arrondie, peu mobile et semblant adhérer à l'utérus. La tumeur est très douloureuse. Utérus peu mobile.

Diagnostic. — Corps fibreux. Inflammation péri-utérine. Hématocèle probable.

23 janvier. Frissons, sueurs, pouls 96°. Ventre tendu.

Le 30. Ponction par le cul-de-sac postérieur ; il sort un peu de sang.

3 février. Mort. Autopsie.

Péritonite adhésive généralisée. « Dans aucun point de la cavité abdominale, on ne rencontre de pus ». Près des angles de l'utérus, chaque trompe présente un petit kyste. Les trompes incisées, on voit que les abcès kystiques, signalés plus haut, comme existant près des angles droit et gauche de l'utérus, sont situés sur le trajet des trompes, dont ils déforment et rétrécissent le conduit. Ils ont un aspect anfractueux, chacun d'eux communique avec la trompe correspondante par de petits pertuis. Leur contenu est des plus crémeux.

RÉFLEXION. — C'est la démonstration expérimentale de ce que nous disions plus haut, à savoir que les communications constatées anatomiquement entre les lymphatiques de l'utérus et ceux des trompes permettent le passage des agents pathogènes de l'un à l'autre.

OBSERVATION 21. — *Abcès des ovaires et salpingites,* empruntée à DELBET. (*Supp. pelvienne,* n° 359). LUSK. *New-York méd. j.,* 1879, p. 528, vol. XXX.)

D⁰ W. T. Lusk présente une pièce provenant du corps d'une femme amenée moribonde à l'hôpital, avec des symptômes de péritonite généralisée. On n'avait pas exploré les organes du petit bassin. Autopsie : Péritonite généralisée et grande quantité de pus dans la cavité pelvienne. L'utérus et les extrémités utérines des deux trompes de Falloppe étaient absolument normaux. Les extrémités externes des trompes de Falloppe étaient dilatées et remplies de pus. Les deux ovaires étaient le siége d'abcès. D'un côté, il y avait une petite ouverture de l'abcès dans la cavité abdominale. On ne peut avoir aucun renseignement, si ce n'est que la malade avait été souffrante depuis 3 semaines et que, 3 jours avant son entrée à l'hôpital, elle avait éprouvé la sensation de quelque chose qui se rompait à la partie inférieure de l'abdomen et avait senti comme un liquide qui s'épanchait dans la cavité. La question était de savoir laquelle avait été la maladie primitive de la péritonite généralisée ou de l'ovarite. D⁰ Nœuggerath pense que, de l'existence d'une dilatation aussi grande des trompes, on devrait conclure que la maladie primitive avait été une double salpingite, qui avait certainement existé depuis plus de 3 semaines ; une inflammation suppurative aiguë de l'ovaire, à part l'état puerpéral, ne se rencontre que dans les fièvres exanthématiques ou autres, comme la variole, la scarlatine, la rougeole et la fièvre typhoïde. En général, toute inflammation aiguë des ovaires est associée à une affection des trompes, et le fait qu'elle est consécutive est prouvé par la plus grande fréquence de la salpingite sans ovarite que de l'ovarite sans salpingite.

OBSERVATION 22. — *Rougeole grave. Broncho-pneumonie. Mort. Ovarite inflammatoire.* DUCAT. *Ann. de gynécologie.* 1883, I, XXIII, p. 210.

La nommée Ch., âgée de 30 ans, accouchée depuis 5 mois et nourrice aux Enfants assistés est prise le 24 décembre 1881 d'angine simple avec céphalalgie, perte d'appétit et quelques épistaxis.

Le 26. Elle a les yeux larmoyants, du coryza, et le 27, une éruption rubéolique interne.

Le front est légèrement œdématié ainsi que les paupières.

Les jours suivants, elle tousse, devient agitée, a de la diarrhée, du délire.

La température s'élève à 42° et la malade meurt le 6 janvier de broncho-pneumonie double.

Pendant la vie aucun signe n'avait attiré l'attention du côté des organes génitaux et la constatation anatomique des lésions ovariennes fut une surprise de l'autopsie.

Les deux ovaires sont volumineux, de consistance un peu molle ; leurs diamètres sont augmentés dans tous les sens, le transversal mesurant de 5 centim. à 5 centim. et demi. Nous les coupons suivant leur grand axe. Tout d'abord nous sommes frappé par deux faits ; en premier lieu l'extrême congestion de l'organe, sur plusieurs points, entre les vaisseaux importants, on voit un piqueté hémorrhagique ; près du hilo, la teinte devient franchement apoplectique.

En outre, nous constatons l'existence de petites cavités assez nombreuses remplies par une matière concrète qui n'est pas du pus, les cavités dont le volume varie de la grosseur d'une tête d'épingle à celle d'une lentille sont disséminées irrégulièrement ; mais la grande majorité siège à la périphérie empiète largement sur la couche origène, quelques-unes n'étant séparées de la surface de l'ovaire, que par une coque d'une extrême minceur.

Leurs parois sont lisses, assez nettement arrondies. A n'en pas douter, pour toutes ces raisons, ces cavités ne sont autres que des follicules ou des corps jaunes distendus.

Au microscope, la lésion dominante est encore la congestion des vaisseaux surtout dans la partie bulbaire ; dilatés, ils sont gorgés de globules sanguins. De plus on remarque une grande quantité de noyaux embryonnaires qui se voient sur toute la surface de la coupe, mais agglomérés de préférence en certains points : 1° autour des vaisseaux dont ils infiltrent la tunique par places : 2° autour des corps jaunes ; 3° autour des cavités où ils sont extrêmement nombreux sur une assez grande épaisseur.

La paroi unie de ces cavités est limitée par de minces tractus fibrillaires (qui marquent en de nombreux endroits) et ne présente pas les traces d'une inflammation suppurative. L'examen de leur contenu ne renseigne guère sur sa nature.

Par dissociation on n'obtient que de petites granulations sans aucun élément figuré, ni globule du sang ni leucocyte ni cellule. Sur des coupes on constate la présence de fibrine.

Dans la couche origène les lésions sont moins accentuées mais il y existe encore des vaisseaux remplis de sang.

Les vésicules de de Graaf sont nombreuses, nettes et nullement altérées.

Ces ovaires portent donc les traces d'inflammation récente développée dans le cours d'une fièvre grave.

Quant aux cavités, d'après Quénu et Dalché, elles étaient préexistantes à l'inflammation et ne sont autres que de petits kystes décrits sous le nom de kystes folliculaires. Sous l'influence de la maladie de l'ovaire leur contenu a subi une transformation que nous constatons sans pouvoir l'interpréter.

OBSERVATION 23. — LUZÉ. *Ann. de gyn.*, 1888, p. 298.

F...., 39 ans, pas d'enfants, pas de troubles utérins. 17 juin dernier, rougeole grave. Le 25, douleur dans l'aine. 17 juillet, obligée de s'aliter. Palpitation. Fosse iliaque droite, tumeur du volume du poing, mobile dans le sens bilatéral. Le 25, fièvre. La tumeur est devenue plus élastique. Toucher : col normal, utérus mobile, sans douleur.

« L'index ne rencontra pas de tuméfaction dans le cul-de-sac vaginal correspondant. 29 juillet. Ponction aspiratoire, seulement quelques gouttes de pus. 5 août. Toucher rectal permet d'atteindre la tumeur. On diagnostique : tumeur ovarienne. Le 7. Fluctuation. Incision au-dessous de l'arcade crurale, flot énorme de pus fétide ; drainage, lavage. Le 30, la plaie était fermée. Guérison.

OBSERVATION 24. — *Ovaro-salpingite morbilleuse.* R. GAILLARD. *Société médicale des hôpitaux*, 23 avril 1892, p. 268.

Mlle A..., débitante de tabac, 21 ans, entre le 6 février 1892, à l'hôpital Saint-Antoine, pavillon d'isolement. Père mort phtisique. Elle n'a pas une apparence robuste, mais elle affirme n'avoir jamais eu de maladies graves. Depuis quelque temps, l'appétit est capricieux, il y a des crampes gastriques, une constipation opiniâtre. En outre, Mlle A... est très nerveuse, elle a des crises fréquentes à la suite de contrariétés, d'émotions ; elle n'a pas eu cependant jusqu'ici de manifestation hystérique grave. Menstruation régulière ; les règles durent d'habitude 4 jours.

La malade vient de contracter la rougeole en soignant un enfant atteint de cette affection. D'après nos renseignements, la période d'invasion ayant duré 4 jours elle est aujourd'hui (6 février) au second jour de sa période d'éruption et par conséquent au 6e jour de la maladie. Pas d'erreur possible sur la nature de l'éruption, qui est absolument correcte.

L'exanthème est déjà visible sur toutes les régions du corps; il est généralisé, mais de coloration peu foncée. La langue est saburrale, blanche au milieu, rouge sur les bords. On découvre un léger piqueté sur le voile du palais. Les conjonctives sont injectées. Voix rauque, toux fréquente.

Il y a des râles sibilants et ronflants des 2 côtés. Inappétence, constipation. T. V. 38°,6 le matin; 38° le soir. P. 100.

La malade a ses règles depuis trois jours. Pas d'épistaxis. Traitement : julep diacode, lait, bouillon, lavement.

7 février. L'exanthème a une coloration plus foncée. T. V. 39°,8 le matin, 38°,2 le soir. Les symptômes généraux persistent. L'écoulement du sang continue assez abondant.

Le 8. T. 40°,2 le matin; 40°,2 le soir. Le catarrhe persiste; râles sibilants et ronflants. La malade est agitée, elle a mal dormi. L'éruption a pris le caractère *boutonneux*; il y a des saillies à la peau. Ses règles continuent.

Le 9. T. 38° le matin. T. 39°,4 le soir. Les règles ne cessent pas, elles durent d'habitude quatre jours. Elles cessent le 11.

Le 12. Aggravation, nausées, vomissements répétés; diarrhée, ballonnement du ventre; douleur dans la fosse iliaque droite. Le 13. T. 39°,5.

Diagnostic difficile. L'état s'aggrave de plus en plus. On a certainement affaire à une péritonite généralisée.

Laparotomie le 22 sur la demande expresse de la malade. Vaste abcès dans la fosse iliaque. La péritonite persiste.

Mort le 26. Autopsie. — Péritonite généralisée, secondaire à la rupture d'un petit abcès de l'ovaire.

Dans la discussion qui suivit, tous les membres de la Société médicale furent d'accord pour déclarer qu'il s'agissait d'un cas d'infection surajoutée secondaire, véritable complication et non localisation de la maladie générale.

OBSERVATION 25. — DE SPANTON. *Bull. méd.*, 1891, p. 1030.

Il s'agit d'une femme qui, à la suite d'une grippe sévère, fut prise de méthrorrhagies abondantes pendant 15 jours, avec de violentes douleurs dans le bassin. Dysménorrhée, douleur ovarienne très nette. Mauvais état général.

Traitement antiphlogistique échoue.

Laparotomie, double ovariectomie, abcès de l'ovaire droit. Guérison.

Observation 26. — *Ovarite chronique consécutive à une infection puerpérale*, par Archibald Mac Larey. Traduite et résumée. Thèse Coartette.

M. N..., 30 ans, 6 enfants. En novembre 1881, fausse couche de 4 mois accidents puerpéraux avec fièvre à la suite. Elle garde le lit six semaines et ne recouvre pas complètement la santé.

En décembre, un mois après sa fausse couche, l'état est le suivant : menstruation abondante revenant toutes les trois semaines durant 6 jours. Douleurs avant et après l'écoulement.

Douleurs de tête vives. La malade est très nerveuse.

A l'examen : Déchirure bilatérale du col avec ulcération de l'orifice.

Utérus rétrofléchi. Ovaire gauche en prolapsus, gros, très tendre. Elle est traitée pendant des mois avec soin. Elle garde le lit complètement sans qu'aucune amélioration se manifeste ni du côté de la douleur locale, ni du côté des troubles nerveux.

Opération le 19 août. Ovaire gauche adhérent au fond du cul-de-sac de Douglas, du volume d'un œuf de poule. Il renferme un grand nombre de petits kystes. Les franges de la trompe gauche étaient adhérentes à la surface de l'ovaire.

L'ovaire droit était petit et cirrhotique. 10 mois après l'opération, en juin 1883, la malade se déclare mieux qu'elle n'a jamais été depuis l'opération. Elle fait plusieurs milles à pied sans souffrir, elle peut vaquer à tous les soins du ménage. Une seule menstruation depuis l'opération.

Observation 27 à 28. — Obs. 367 à 378 de Delbet. *Loc. cit.*

Obs. 367. — J. M. Baldy. *Obst. of Philad.*, 7 avril 1887. *Am. J. of obst.*, 1887, p. 867.

Maria P.... 23 ans, a été délivrée d'un enfant, après un travail pénible mais normal, il y a 4 ans. Elle dut à ce moment rester au lit pendant 8 semaines avec une inflammation de l'estomac. Toutefois elle s'est bien rétablie et n'a souffert d'aucune douleur de l'abdomen depuis. Le 3 février 1887, l'auteur fut appelé pour l'assister dans un second accouchement. Il trouva l'enfant mort-né avec le placenta et les membranes entre les cuisses. Pas d'examen. Le second ou le troisième jour, frissons avec accélération du pouls, élévation de température, abdomen ballonné et douloureux.

Le 3 mars, un mois après l'accouchement, Baldy fut appelé. La malade était restée souffrante et elle était si émaciée qu'elle était difficilement reconnaissable. Température 120°, pouls 130°. Frisson, sueurs nocturnes, insomnies, abdomen distendu et tympanique, très douloureux ; diarrhée fétide ; miction et défécation douloureuses. Il était évident que la mort approchait. Utérus en subinvolution : à gauche une grosse masse, très adhérente, irrégulière, très douloureuse. Le côté droit était sensible, mais on n'y découvrait pas de tumeur. La laparotomie fut conseillée comme dernière planche de salut. J. Price vit la malade et conseilla également l'opération immédiate. Opération le 5 mars. La trompe droite et l'ovaire étaient en bon état et ne furent pas enlevés. La trompe gauche était presque aussi grosse que l'utérus, très adhérente de tous côtés, particulièrement avec l'intestin dont elle ne fut séparée qu'avec les grandes difficultés. Un abcès du tissu cellulaire fut ouvert en détachant les adhérences et le pus se répandit. La trompe et l'ovaire furent enlevés. Une masse caséeuse unie à l'intestin au point adhérent fut détachée avec les ciseaux, et la solution de Monvel fut appliquée sur les points saillants.

Après une large irrigation, le tube à drainage fut placé et l'incision qui n'avait qu'un pouce et demi fut fermée. La trompe était distendue par du pus, l'ovaire était en désintégration et contenait du pus. Le pus fut enlevé le 7e jour. Jusque-là la malade avait été très bien. Le lendemain la température s'éleva ; une douleur apparut dans la région ovarienne gauche. Frissons. Vers le onzième jour il se fit une décharge purulente par le trajet du drain et l'amélioration commença à partir de ce moment. Un tube de caoutchouc fut placé jusqu'au fond du bassin et l'abcès fut lavé deux fois par jour.

L'écoulement diminua graduellement, le tube fut enlevé. Aujourd'hui la plaie est complétement guérie et la malade est en bonne santé.

Obs. 368. — *Salpingite. Péritonite. Mort. J. Carvillos. Th. Paris 1872. (Cité par Secvre). Obs. de Verseul.*

Grossesse de 7 mois. Abcès de la grande lèvre ouvert avec le bistouri. Avortement. Péritonite généralisée. Mort au onzième jour. « L'autopsie montre une collection considérable remplissant tout le petit bassin et la fosse iliaque droite.

Le pus entraîné par le lavage, on reconnaît une ovarite suppurée avec dilatation et rupture de la trompe correspondante. »

Observation 369. — *Pyosalpingite. Rupture. Péritonite. Mort. F. Imlach. Liverpool med. chir. Journ., janvier 1886, p. 193.*

Imlach diagnostique pyosalpingite au printemps 1884. Grossesse au commencement de décembre.

Pendant toute la durée de la grossesse, douleurs extrêmes. Enfant vivant en septembre 1885. Trois semaines plus tard, la malade se lève malgré la garde. Sensation de rupture dans le ventre. Douleurs très vives. Mort en trois jours. Pas d'autopsie.

Observation 370. — *W. Jaggard. Gyn. Soc. of Chicago, 19 mars 1886. Ann. J. of. obst., 1886, p. 741.*

Pièces provenant d'une femme morte trois jours après l'accouchement.

F..., 30 ans, multipare : Autopsie : « Les deux cavités pleurales à moitié remplies de liquide séro-purulent et de flocons de lymphe ; poumons œdémateux.

Le péricarde contenait trois onces de liquide semblable à celui des plèvres ; endocarde d'apparence normale ; myocarde mou et faible. Pas d'abcès métastatique. La cavité péritonéale contenait environ un gallon de liquide séro-purulent avec des flocons de lymphe. Intestins contractés mais sans adhérences ; foie augmenté de volume, congestionné, évidemment atteint dégénérescence graisseuse. Rate de volume normal. Reins, couche corticale en dégénérescence graisseuse, bassinet injecté et très hyperhémié, péritoine injecté. L'utérus était d'un volume correspondant au troisième jour de la puerpéralité. Le pus suintait des deux trompes. Trompe et ovaire gauches très injectés.

OBSERVATION 371. — LANCHLAN AITKEN. *Edinb. obst. Soc.*, 1869-70-71, p. 88.

X..., 29 ans, accouchée à 7 mois, enfant mort-né. Travail dure 40 heures. Morte 10 jours après. Symptômes obscurs. Mort rapide. Autopsie : Péritonite généralisée. Abcès occupant le cul-de-sac recto-utérin. La cavité de cet abcès est fermée par l'utérus, les ovaires et les ligaments larges, en avant et latéralement ; en haut, par les adhérences des faces de l'utérus avec l'intestin. En arrière, par le rectum et le péritoine. Cette cavité contenait deux pintes de liquide séro-purulent. Pas d'endométrite ni d'inflammation des trompes. Surface postérieure des deux trompes recouverte de lymphe. Ovaire droit volumineux à sa partie antérieure, orifice rond de la dimension de 4 pfennig. En arrière un autre orifice communiquant avec le premier, l'ovaire étant creusé d'une cavité irrégulière.

OBSERVATION 372. LONGAKER. *Obst. Soc. of. Philad.*, 7 avril 1887. *Ann. J. of. Obst.*, 1887, p. 870.

Jeune femme de Maryland vient de se mettre sous mes soins au sixième mois de sa première grossesse pour être traitée d'un écoulement muco-purulent profus qui avait tous les caractères d'une blennorhagie récente. Un mois après, accouchement prématuré. L'enfant n'a pas vécu. Le placenta sortit entier. Quatre jours après, elle commença à se plaindre de grandes douleurs dans les régions inguinales et hypogastrique gauche. Pas de nausées ni de vomissements ; pas de frissons, mais température très élevée. 14 février 1887.

L'abdomen fut ouvert au neuvième jour de la délivrance et à peu près 60 heures après le début de la péritonite. Péritonite générale. Grande quantité de pus d'odeur infecte dans la région des cornes utérines gauches. La trompe gauche fut enlevée ; elle avait un pouce de diamètre. Drainage. (On ne parle pas de lavage.) Vomissements incessants. Mort 40 heures après l'opération.

OBSERVATION 373. — *Salpingite pendant la grossesse. Mort. Autopsie. —* MEIGS. In TILT, p. 230.

« J'assistai une femme à son accouchement en juillet 1841. Travail régulier et rien d'anormal à la suite pendant plusieurs heures, quand la malade se plaint d'une douleur terrible dans la région de la trompe droite. La douleur s'étend à la partie inférieure du ventre. Pouls rapide, péritonite. Comme la malade s'était plainte de douleurs dans le côté droit quelque temps avant son accouchement, je craignis que quelque maladie locale soudainement aggravée ne fût la cause du mal. Elle mourut. En examinant la cavité abdominale, on trouve beaucoup de pus et de séro-pus. Mais ce qui me surprit particulièrement, ce fut l'état de la trompe de Fallope qui était beaucoup plus grosse que le pouce d'un homme. La cavité, qui admettait facilement le doigt, était remplie de pus. J'ai peu de doute que l'inflammation aiguë de la trompe ayant oblitéré son extrémité ovarienne et ensuite le pus ayant rempli et distendu son calibre, l'écoulement dans le ventre a été la cause de l'attaque fatale. »

OBS. 374. — *Pyoemia in puerperio.* LARSCEN. *Gesell f. Geb.*, in Leipzig, 17 avril 1882. *Cent. f. gyn.*, 1882, p. 668.

F..., 29 ans. Vpare. A la suite de son 4e accouchement, la femme avait été très malade; 5e accouchement naturel. Au 3e jour, fièvre, frissons, ictère, mort le 12e jour. Autopsie : Pas de péritonite. Utérus gros et mou, pas d'endométrite, pas de métrophlébite, pas de métrolymphangite. Ectropion du col. Paramètre indemne, par contre salpingite chronique purulente (2 1/3 externe), péri-ovarite chronique droite; ovarite purulente droite avec plusieurs foyers purulents. Ligament droit, dans sa moitié supérieure, épaissi par inflammation chronique, parsemé de nombreux foyers purulents. Les veines de la moitié inférieure du ligament large très développées. La pyohémie ne peut avoir été causée que par les anciens foyers purulents de l'ovaire droit et du ligament large.

OBS. 375. — LÉOPOLD.

Léopold dit avoir vu une péritonite mortelle dans la période puerpérale par suite de rupture de vieux foyers de paramétrite et d'ovarite.

OBSERVATION 376 et 377. — SARSCEN. Lettre de réponse à LE TAIT. *Am. J. of Obs.*, 1887, p. 317 et 322.

Dernièrement sont venus à ma connaissance deux cas dans lesquels les trompes ont crevé par superdistension du pus. Dans les deux cas, péritonite générale mortelle, 4 jours, et 21 jours après l'accouchement. Il est clair que dans les deux cas la salpingite existait avant la délivrance.

C.   9.

OBSERVATION 378. — *Salpingite. Rupture. Mort.* — L. VERIUS. Th. Paris, 1844, p. 7. Observ. de GENDRIN.

23 ans. Entre à Cochin le 13 juin 1833. Avortement il y a 15 jours à 3 mois 1/2 de grossesse. Péritonite aiguë. Mort. Autopsie : Utérus deux fois plus grand que normalement. « Dans l'épaisseur de la trompe gauche se trouvait un foyer situé à l'origine utérine de la trompe. Ce foyer aurait pu contenir une petite châtaigne. Il était à parois molles, grisâtres, remplies d'un pus gris ; les parois étaient minces, perforées antérieurement. Là, un trou, de deux lignes de diamètre, à bords arrondis, mous, communiquait du foyer dans la cavité péritonéale. Les ovaires, les ligaments larges, les vaisseaux du bassin étaient sains. »

Note nº 1. — TERRILLON. *Ovarites et salpingites:* (*Introduction,*
pages 2 et suiv.)

Ce passage, dans lequel M. Terrillon, avec sa science si profonde
de clinicien, expose les deux grands processus inflammatoires consécutifs qui atteignent les annexes de l'utérus (au sens le plus large du
mot annexe) m'a paru être du plus haut intérêt pratique.

« Cependant, avant d'entrer dans la description de cette maladie, il
m'a semblé utile de faire une distinction capitale et très importante
qui porte sur deux points d'une grande importance.

Le premier est le suivant : il existe nettement deux grandes variétés
de salpingo-ovarites difficiles à séparer au point de vue clinique,
mais parfaitement distinctes au point de vue de l'anatomie pathologique et des lésions périphériques.

Les unes sont, d'une façon manifeste, d'origine utérine, c'est-à-dire
que, une lésion quelconque, partie de la muqueuse de l'utérus, a
gagné celle de la trompe pour envahir ensuite le péritoine et l'ovaire.

Les autres semblent être d'origine locale ; du moins nous ne connaissons pas alors la voie par laquelle le maladie progresse. Telles
sont les salpingites tuberculeuses et probablement aussi une série,
encore mal connue, de lésions des trompes, qui succèdent à certaines
fièvres éruptives : oreillons, variole et scarlatine.

Le second point qui doit dominer l'histoire de la salpingite,
consiste dans ce fait, qu'il ne faut pas confondre les lésions de
cette inflammation spéciale, avec celles qui succèdent immédiate-
ment aux accouchements ordinaires ; c'est-à-dire avec les acci-
dents puerpéraux occupant les mêmes organes. Cette confusion
a souvent été commise et cependant il s'agit bien là de deux mala-
dies distinctes.

En effet, dans cet état spécial qui succède à l'accouchement, on est
en présence d'une plaie analogue à celle d'autres régions.

Si les phénomènes de réparation s'opèrent là comme sur d'autres points du corps, sans traces d'infection, la cicatrisation aura lieu promptement et sans accident.

Qu'on suppose au contraire cette plaie étendue, cette muqueuse déchirée et saignante en contact avec quelque agent septique, aussitôt toutes les surfaces se transforment en un foyer d'infection primitif. Celui-ci deviendra bientôt le point de départ d'une absorption par les vaisseaux sanguins et les lymphatiques béants à sa surface et on verra éclater des phénomènes d'intoxication générale.

Ce n'est donc pas à la plaie elle-même que, dans ces circonstances, s'arrêteront les accidents. Les troubles inflammatoires vont se propager au tissu cellulaire voisin des déchirures du col de l'utérus et de là gagner le tissu cellulaire du bassin; d'autre part, la plaie utérine infectée fournira des liquides septiques qui pourront par voisinage envahir la trompe, le péritoine et la surface de l'ovaire.

Ainsi sera établie une infection qui aura tendance à se généraliser dans toutes les directions, partout où elle trouvera des moyens de propagation facile, tels que lymphatiques, tissu cellulaire, canaux muqueux et séreuse péritonéale.

Il se passe ici quelque chose de semblable à ce que nous voyons se produire partout ailleurs à la suite d'une plaie contuse ou opératoire devenant le siège de phénomènes septiques ; toutes les parties voisines s'enflamment bientôt et l'économie entière peut être infectée. Tous les pathologistes sont d'accord pour comparer les accidents puerpéraux de gravité et de durée variables, à ceux qui résultent des plaies d'autres régions. La seule différence qui les sépare est due à la disposition des organes atteints, dans le bassin, ceux-ci se prêtent à la stagnation des liquides et à la propagation rapide et facile de l'inflammation ; de plus, ils sont d'une susceptibilité spéciale.

Or, cette infection grave, qui se diffuse avec rapidité dans toutes les directions, envahit souvent la trompe et l'ovaire, mais elle n'atteint ces organes qu'accessoirement.

Comparons maintenant ces accidents aigus, rapides, survenant à la suite de désordres étendus de la muqueuse utérine et du muscle utérin, à ceux qui succèdent à une simple fausse-couche ou à une blennorrhagie. Nous verrons de suite la distance qui sépare ces deux formes.

Ici, les choses se passent d'une façon bien différente. Il n'existe alors qu'une altération superficielle de la muqueuse utérine, sans déchirure véritable. Cette muqueuse est bien le siège des phénomènes septiques primitifs, mais les lésions n'en dépassent pas l'épaisseur. On peut dire seulement qu'elles en occupent rapidement les moindres replis et toute la surface. En même temps, ces désordres ont une tendance à gagner la muqueuse de la trompe qui a à peu près la même texture et le même épithélium ; par suite, elle est bientôt atteinte, quelle que soit la nature de l'infection.

Cette maladie qui se propage ainsi par la seule continuité des muqueuses doit donc se localiser aux organes atteints. C'est ce qui arrive le plus souvent. Malheureusement, arrivée au péritoine, elle rencontre des conditions favorables à son développement.

Nous devrons donc envisager à part des états si différents et ne pas confondre les inflammations qui succèdent à une plaie extra-utérine, avec celles qui ne sont constituées que par une maladie de la muqueuse se propageant en surface et de proche en proche, comme l'uréthrite qui, chez l'homme, peut amener une inflammation de la vessie ou du canal déférent.

Je suis persuadé que si on avait toujours séparé ces deux modes d'infection, correspondant chacun à un chapitre distinct de la pathologie utérine, on aurait évité les confusions si souvent commises.

Au point de vue de l'anatomie pathologique la différence n'est pas moins nette ; les lésions qu'on trouve chez les femmes mortes à la suite de couches ne correspondent en rien à celles de la véritable salpingite.

Cependant, je ne veux pas dire que les deux affections ne puissent coexister et se confondre.

En effet, il n'est pas rare de trouver à la suite d'accidents puerpéraux généralisés, mais qui ont disparu, des lésions persistantes de la trompe et de l'ovaire. Celles-ci peuvent alors évoluer comme les lésions des annexes provenant d'une autre origine. De même à la suite de la délivrance, les accidents utérins peuvent se localiser à la muqueuse et gagner exclusivement la trompe et l'ovaire sans atteindre l'état général et sans envahir les parties voisines pour produire des désordres plus étendus.

Note n° 2. — (DELBET. *Suppurations pelviennes*, p. 104 et 105). *Relations des salpingites et ovarites avec l'infection puerpérale.*

Les relations des salpingites et des ovarites avec l'infection puerpérale sont mal connues et les observations sont trop peu nombreuses pour que je puisse faire autre chose qu'une esquisse insuffisante du sujet en question. Cependant je ne puis me résoudre à le passer sous silence en raison de la grande importance qu'il ne peut manquer de prendre dans l'avenir.

Les relations des salpingites et des ovarites avec l'infection puerpérale sont d'ordre divers et on peut les classer sous trois chefs.

Dans un premier groupe, je rangerai les faits de péritonite où la propagation de l'infection s'est faite de l'utérus au péritoine par les trompes. On en trouvera un bel exemple dans l'observation 370. On vit à l'autopsie d'une femme, qui succomba trois jours après son accouchement, le pus suinter des trompes dans le péritoine. Ces cas sont peut-être les plus fréquents (1).

Dans le second groupe, je place les salpingites anciennes, qui continuent à évoluer après l'accouchement et qui donnent lieu à des symptômes identiques à ceux qui se rencontrent dans certaines formes d'infections puerpérales. Voici comment les choses se passent : Une femme atteinte d'une salpingite ou d'une ovarite unilatérale devient enceinte. Après l'accouchement ou l'avortement, soit qu'une nouvelle infection se produise, soit que l'affaiblissement général permette tout simplement à l'inflammation de se réchauffer, l'affection ancienne, jusqu'alors à peu près latente, entre dans une phase aiguë et se manifeste par des symptômes généraux de septicémie ou de pyohémie.

Le cas de Baldy (obs. 367) en est un bel exemple. Une femme qui avait eu des accidents lors de ses premières couches, est prise trois jours après son second accouchement de frissons, avec élévation de température et ballonnement de l'abdomen. Un mois après, elle est en pleine septicémie et on entreprend la laparotomie comme dernière chance de salut. On trouve et on enlève une énorme salpingite du côté gauche. Les annexes du côté droit parfaitement saines sont lais-

(1) Voir page 131 les observations citées reproduites avec les mêmes numéros.

sées en place. La malade a guéri. Dans un autre cas de Sænger (obs. 374) on trouva à l'autopsie d'une femme morte de pyohémie 12 jours après son quatrième accouchement, une salpingite chronique, avec un abcès de l'os, et d'anciens foyers inflammatoires dans le ligament large.

Il arrive peut-être aussi, dans certains cas, que la salpingite est déterminée par l'accouchement lui-même. Des adhérences rapides se produisent entre les franges du pavillon, le péritoine est protégé, et c'est une salpingite suppurée de nouvelle formation qui donne lieu aux symptômes de fièvre puerpérale. Sur quatre femmes qu'on avait considérées comme atteintes de fièvre puerpérale ordinaire et qui ont succombé à Queen Charlotte Lying-in-hospital, Grigg (1) n'a rien trouvé d'autre à l'autopsie, que des salpingites.

Siredey (2), sur 20 autopsies de femmes qui avaient succombé à des accidents puerpéraux, a trouvé 22 fois les trompes dilatées, pleines de pus et les ovaires purulents. Mais je n'ai pas assez de détails sur ces cas pour affirmer qu'une salpingite récente produite par l'accouchement puisse immédiatement évoluer sans péritonite et se manifester par les symptômes d'une infection puerpérale. Quoi qu'il en soit de ce dernier point, il est certain, les observations que j'ai précédemment citées le démontrent, qu'une salpingite ancienne, réchauffée à l'occasion d'un accouchement, peut produire, sans autres lésions, des symptômes identiques à ceux de l'infection puerpérale. L'importance pratique de ce fait est extrême, puisqu'il montre qu'on peut par une laparotomie sauver des femmes qui, sans cette opération, seraient vouées à la mort. Lorsqu'on les cherchera, on trouvera peut-être ces cas plus nombreux qu'on ne pense. On peut même espérer que lorsqu'une antisepsie efficace présidera à tous les accouchements, les salpingites ou ovarites antérieures à la grossesse resteront les seules causes d'infections puerpérales.

Enfin, dans le troisième groupe, il s'agit comme dans le premier de péritonites purulentes, mais ces péritonites sont déterminées par l'ouverture de salpingites ou ovarites anciennes. Ces cas ne sont pas très rares. J'en ai relevé 8 exemples, qu'on trouvera dans

---

(1) Voir J. M. BALDY. *Obs. Soc. of Philadelphia*, 7 avril 1887. *Am. J. of obst.*, 1887, p. 867.

(2) SIREDEY. *Thèse de Paris*, 1860, p. 20.

les tableaux (obs. 368, 369, 371, 373, 375, 376, 377, 378). Pratiquement ils sont moins importants que les précédents, car lorsque la péritonite purulente est déclarée, les chances de l'intervention sont singulièrement réduites. Toutefois ils enseignent que si on entreprend la laparotomie dans ces conditions, le lavage du péritoine ne suffit pas, il faut encore enlever les trompes, si on ne veut pas aller au-devant d'un échec certain.

TABLE DES MATIÈRES

IMPRIMERIE LEMALE ET Cie, HAVRE

A LA MÊME LIBRAIRIE

ARNOULD, ancien interne des hôpitaux. — **Contribution à l'étude de l'hy-dronéphrose.** Prix..............

AUDAIN, ancien interne des hôpitaux. — **De l'hémostase préventive dans les opérations chirurgicales.** Prix..... , ..., 4 fr.

BOUFFE DE St-BLAISE, ancien interne des hôpitaux. — **Des lésions anato-miques que l'on rencontre dans l'éclampsie puerpérale.** Prix. 7 fr.

BUSCARLET, ancien interne des hôpitaux. — **La greffe osseuse chez l'homme et l'implantation d'os décalcifiés.** Prix.................... 3 fr.

CARTIER, ancien interne des hôpitaux. — **Glycosuries toxiques et en par-ticulier intoxication par le nitrate d'urane.** Prix.......... 4 fr.

CHEVALIER, ancien interne des hôpitaux. — **De l'intervention chirurgicale dans les tumeurs malignes du rein.** Prix.......... 7 fr.

CIVEL, ancien interne des hôpitaux. — **De la trachéotomie préventive avec tamponnement du pharynx dans les opérations intéressant la bouche et la cavité pharyngienne.** Prix.............. 3 fr.

DAGEON, ancien interne des hôpitaux. — **De l'occlusion intestinale par calcul biliaire.** Prix................. 3 fr.

GAMFERT, ancien interne des hôpitaux. — **Traitement de l'amygdalite lacunaire par la discission des amygdales.** Prix............ 3 fr.

LÉTIENNE, ancien interne des hôpitaux. — **De la bile à l'état pathologique** (avec 2 planches en chromolithographie). Prix............ 3 fr.

MACON, ancien interne des hôpitaux. — **Contribution à l'étude des résul-tats de la résection du genou.** Prix................. 4 fr.

MALLET, ancien interne des hôpitaux. **Contribution à l'étude de l'épilepsie syphilitique.** Prix.............. 3 fr. 50

MARQUÉZY, ancien interne des hôpitaux. — **Des difficultés du diagnostic des fibromes de la paroi postérieure de l'utérus dans le travail de l'accouchement.** Prix.................. 3 fr.

MOREL, ancien interne des hôpitaux. — **Contribution à l'étude de la diph-térie.** Prix.............. 3 fr. 50

OUSTANIOL, ancien interne des hôpitaux. — **Contribution à l'étude des méninges rachidiennes.** Prix............ 6 fr.

POULALION, ancien interne des hôpitaux. — **Les pierres du poumon de la plèvre et des bronches, et la pseudo-phtisie pulmonaire d'origine calculeuse.** Prix.............. 7 fr.

PROST, ancien interne des hôpitaux. — **Contribution à l'étude des myopa-thies syphilitiques.** Prix.................... 2 fr. 50

PILLIET, ancien interne des hôpitaux. — **Étude d'histologie pathologique sur la tuberculose expérimentale et spontanée du foie.** Prix... 4 fr.

REPIN, ancien interne des hôpitaux. — **Origine parthénogénétique des kystes dermoïdes de l'ovaire.** Prix.................... 4 fr.

ROUFFINET, ancien interne des hôpitaux. — **Essai clinique sur les troubles oculaires dans la maladie de Friedreich et sur le rétrécissement du champ visuel dans la syringomyélie et la maladie de Morvan.** Prix.................. 2 fr.

ROUSSEL, ancien interne des hôpitaux. — **De l'actinomycose chez l'homme en France.** Prix.................... 3 fr.

THOMAS, ancien interne des hôpitaux. — **De l'antisepsie appliquée au traitement des affections parasitaires de la bouche et des dents. Rôle des micro organismes dans ces affections.** Prix............ 6 fr.

TUILANT, ancien interne des hôpitaux. — **De la névrite puerpérale.** Pr. 2 fr. 50.

VASSAL, ancien interne des hôpitaux. **Contribution à l'étude de la para-lysie alcoolique et en particulier des formes généralisées.** Pr... 3 fr.

IMPRIMERIE LEMALE ET Cⁱᵉ, HAVRE

www.ingramcontent.com/pod-product-compliance
Ingram Content Group UK Ltd.
Pitfield, Milton Keynes, MK11 3LW, UK
UKHW020207130726
13696UKWH00002B/760